Médecine, Maladie, Société
L'éthique médicale

Médecine, Maladie, Société
L'éthique médicale

Sous la coordination de
Laurent Visier

Avec la collaboration de

E. Baccino, C. Humeau, O. Jonquet, S. Mokaddem,
P. Pujol, A. Sotto, F. Vialla, L. Visier

Sauramps médical

11, bd Henri IV - 34000 Montpellier
Sauramps.medical@wanadoo.fr

Dépôt légal : mai 2008

I.S.B.N. : 978-2-84023-573-6
E.A.N. : 978284023-5736

Imprimé en France

SOMMAIRE

INTRODUCTION

Envisager le souci éthique dès l'entrée dans les études médicales, c'est s'inscrire dans une longue lignée qui fait de la médecine non seulement une activité technique mais également une réflexion, une mise en pensée de sa propre action.

Cet ouvrage ne vise pas à balayer l'ensemble des questions qui, dans la pratique de la médecine contemporaine, donnent lieu à débat. Il ne tend pas à l'exhaustivité, et bien d'autres thèmes mériteraient d'y être abordés. Il vise en revanche à éclairer quelques-uns des débats qui traversent aujourd'hui la médecine à partir des regards de professionnels impliqués.

L'éthique, en médecine comme ailleurs, n'est pas l'affaire de quelques-uns, spécialistes ou experts, « ethiciens » ou moralistes. Elle est l'affaire de tous. Chacun peut se l'approprier. C'est pourquoi elle est nécessairement pluridisciplinaire et les auteurs de ce livre sont médecins, philosophe, juriste, sociologue.

Plus qu'une juxtaposition de savoirs, le souci éthique tient dans une discussion toujours à renouveler. Si la morale peut être considérée comme un état figé dans un instant donné, l'éthique est une reconstruction permanente de la morale. L'affirmation première du questionnement éthique, c'est qu'il n'y a pas de conclusion possible qui ne soit à repenser, à remettre en discussion. C'est dans la délibération, le débat, la controverse qu'il s'éprouve le plus clairement.

L'éthique ne se résume ni à la règle ni au droit. Il ne suffit pas de se conformer au droit, de ne pas enfreindre la loi, pour régler la question éthique. Si l'obéissance à une autorité est consubstantielle à la vie en société, elle ne peut tenir lieu à elle seule de ligne éthique.

Elle n'est pas non plus un souci strictement individuel. Que serait une éthique médicale purement personnelle ? L'enjeu des questions éthiques tient toujours dans la possibilité d'établir un accord, même provisoire, avec autrui. En cela, l'éthique est toujours ouverte sur une dimension collective.

Notre monde bouge. Les savoirs scientifiques, les connaissances, les techniques évoluent. Mais évoluent également nos modes de pensée, nos relations sociales, les formes d'organisation, de vie les uns avec les autres. Face à ces mouvements, l'éthique n'est pas un conservatisme qui viserait à retrouver un passé perdu, c'est la recherche des conditions qui permettent de questionner l'élaboration du présent.

Si l'éthique est délibération, controverse, débat, elle se doit d'être argumentée, informée, éclairée et de s'appuyer sur des savoirs. Les connaissances constituent un préalable à une réflexion à la fois individuelle et collective.

Ne se limitant pas à ses manifestations les plus expressives (les débats sur les débuts ou la fin de la vie), la considération éthique est toujours une mise en réflexion d'injonctions, de contraintes, de principes qui peuvent sembler irréconciliables. L'éthique médicale cherche ainsi à concilier le bien d'autrui, le respect de l'autonomie et l'équité.

1 DE L'ETHIQUE A LA BIOETHIQUE Les savoirs philosophiques de la médecine

Salim MOKADDEM

MÉDECINE POUR PHILOSOPHE ET PHILOSOPHIE POUR UNE MÉDECINE

La médecine, si tant est qu'elle puisse se dire comme science vraie et unifiée, et non pas comme un ensemble de techniques organisées par le discours de la science[1], s'expose d'emblée en un système où thérapeutique, recherche prospective, éthique, voire esthétique, sont indissociablement corrélées à une vision de la connaissance de l'homme et à une politique de la normalité excédant les pratiques les plus empiriques. Aucune médecine, fut-elle la plus en pointe des techniques cliniques, ne fait aujourd'hui l'impasse sur le sens de la santé, les significations de la guérison, les finalités des protocoles liant le malade, le médecin, l'institution sanitaire et les pouvoirs qui l'autorisent. Ainsi, elle véhicule les fantasmes et les fictions les plus inquiétantes d'un savoir de la vie, du vivant sur le vivant, et, aussi bien, sur la santé (bonne ou mauvaise, normale ou non, conforme ou délictueuse, réglée ou en excès sur les savoirs du jour), en même temps qu'elle convoque un ensemble de connaissances sur le corps (anatomie, physiologie, neurologie, chimie, etc., auxquels il faut désormais ajouter les techniques scientifiques produites par la « révolution numérique »). Tout cela fait de la médecine une discipline hétéromorphe, hétérodoxe, à proprement parler, invisible[2]. « La » médecine n'existe pas en tant que telle : elle est diluée dans des techniques différentes, diversifiées, arborescentes, qui empiètent sur d'autres disciplines. Elle n'est pas une, objectivable, de façon unifiée : la médecine comme telle est introuvable si on n'admet pas qu'elle est multiple et non systématique, comme on le pensait encore au siècle de Claude Bernard. Le modèle de « la » science exacte, pure, unifiée, systématique, totalement rationnelle et pédagogiquement encyclopédique, déductive et logique, a vécu : l'unification impossible des sciences de la nature et des systèmes formels de type logico-mathématiques, relève d'un fantasme de toute-puissance de la raison sur le réel. Ce rêve de systématisation générale s'est effondré avec les avancées post-positivistes des sciences micro et macro-moléculaires, ainsi qu'avec la découverte de l'incomplétude des algèbres formelles. Le réel est multiple, relatif, complexe, et, fragmenté par nos approches mêmes.

La médecine scientifique signifie justement qu'elle a laissé le rêve scientiste et rationaliste d'une science achevée et refermée sur elle-même à une métaphysique dogmatique qui refuse le primat de la reconnaissance des conditions du savoir au profit d'une vision spéculative du réel.

En fait, la connaissance du vivant, propre aussi bien à la biologie qu'à la philosophie[3], suppose une armature politique (la clinique, l'Institution historique de la médecine publique et de la santé publique, l'hôpital général, le droit à la vie et à la santé, la sécurité individuelle et collective, une médecine sociale), et, une fondation épistémologique certaine permettant son efficace et sa formalisation théorico-pratique[4].

Au vrai, la médecine fut longtemps liée à l'histoire de la rationalité philosophique. La théorie d'Aristote sur la nature et son accomplissement final dans la métaphysique, et, l'éthique du bien, ou celle de Descartes, ou, plus proche, les références de Bernard ou de Bichat aux disciples de Malebranche, etc., tout cela montre qu'il y a une philosophie pour médecin (à ne pas confondre avec une philosophie pour la médecine) produite par/dans/pour la médecine, à partir d'une réception philosophique de la philosophie de la santé, de la vie, des normes, propres aux médecins ayant reçu des formations jamais dénuées totalement de ce qu'on peut prudemment appeler une vision du monde, un corps de valeurs, quand ce n'est pas une théologie de la force vitale ou de la nécessité divine à l'œuvre dans les « créatures ». De même qu'il y eut une philosophie médicale depuis la lointaine harmonie hippocratique, en passant par la sagesse curative platonicienne et le savoir cathartique des épigones, Aristote compris, il y eut une médecine philosophique dont il n'est pas dit que l'éthique et la bioéthique ne soient pas des avatars et des prolongements actuels. Des traces, des signes, des rémanences de ces constructions savantes et érudites, qui ont fait les grandeurs et les errances conjointes de la raison soignante et de la raison spéculative, se retrouvent dans les demandes variées faites à ces disciplines: rajeunir, embellir, allonger la durée de vie et accroître les puissances du corps, plonger au cœur des alchimies du vivant et rejeter la mort dans l'espace plus rassurant, désormais, de la maladie, pensée comme provisoire et relative. La désacralisation a rendu la maladie moins anormale et quelque peu en attente des savoirs prochains efficients de l'art de la médecine pensée comme panacée et assurance contre l'angoisse de l'existence. L'assurance de la science médicale n'a pas disparu avec le rêve d'une maîtrise absolue par la raison des mystères de la nature : une métaphysique du possible se cache aujourd'hui dans l'absence de remise en question de ses puissances authentiques ; d'où le parfum magique qu'elle peut prendre encore auprès d'un public lui demandant des expertises et des réponses sur l'existence dépassant de beaucoup les cadres rigoureux de ses limites pratiques.

Le dualisme âme-corps, la douleur comme mal, le rôle de la nature dans la guérison, ou de dieu (ordalie) dans l'apparition et la disparition des monstres, des tératologies et des troubles du corps (diminution, dérèglement, désordre, sont autant de signes que le médecin-philosophe doit faire *parler* en utilisant les arcanes et les sémiologies de son langage-expert) furent pendant longtemps l'arrière-fond ou le décor d'une scène qui donna à la médecine des fonctions, des ordres, des rôles qu'elle a assumés pendant une longue période historique. Il est resté de cette histoire quelques traces dans son fonctionnement, son enseignement, ses réceptions sociales, son ordre propre. Il est difficile de réfléchir sur les valeurs qui la traversent et la fondent sans prendre en compte les logiques et les histoires ayant façonné ses contours spécifiques et donné à ses formes les architectures qu'on lui connaît aujourd'hui. Comment comprendre même les problématiques de la santé sans celles du salut ? Et les définitions de la santé, de l'acte thérapeutique, sans les sagesses et les conceptions de la vie liées à un univers religieux, spirituel, moral ? Qu'on pense au rôle joué par les humanistes de la Renaissance italienne, ou à la lecture d'Aristote en Occident et en Orient, pour définir un art de la guérison, puis une science de la santé, et, enfin, une logique du vivant. Les controverses sur les classifications des maladies, les médications et les guérisons, les évolutions des maux et les chirurgies des différentes époques, liées à des techniques des corps et des sciences de la nature, forment encore les traits plus ou moins apparents des savoirs constitués et des pratiques des médecins. Il est donc plus que nécessaire de comprendre d'où viennent les méthodes et les objets de la médecine pour expliquer son projet, ses principes et ses fondements.

La médecine et la philosophie furent liées dès leurs origines historiques et logiques par un souci de rationaliser le réel et d'agir sur lui en le comprenant, en en faisant la science afin de *sauver les phénomènes,* de leur donner un sens, de les prévoir et de s'assurer du retour organisé du Même dans le Multiple ou de l'Un dans l'Autre, selon les catégories des penseurs pré-socratiques (Parménide et Héraclite, entre autres). D'Hippocrate à Galien, la recherche du sens et de la signification des maladies relèvent de cette quête de sens et d'ordre propre à l'investigation rationnelle et la demande de saisie théorique du monde. La Grèce fut travaillée par le *logos,* et la médecine n'échappe pas à cette demande d'ordre par les discours et de raisons par les preuves. La philosophie fut longtemps considérée comme une thérapeutique de l'âme, une sagesse permettant la guérison. Asclépios, dieu de la médecine, est convoqué par Socrate à la fin du *Phèdon*[5] pour le remercier d'avoir évité les égarements de la pensée, et donc les maux de l'âme. Mal penser, c'est aussi mal vivre, et être donc en mauvaise santé. Le fronton de Delphes, temple d'Apollon, et sa devise hermétique: « Connais-toi toi-même », sont les maximes socratico-platoniciennes qui permettent au philosophe de chercher la santé physique dans la quête métaphysique. La *catharsis,* ou purification, qui mène Socrate à se débarrasser de ses fausses idées ou opinions, et à fortifier son âme par le savoir et la dialectique des vérités et erreurs par le biais de la maïeutique, ne peut se faire sans le souci de la métempsychose (transmigration des âmes dans les corps) et de la bonne et belle vie menée ici-bas, en réglant ses passions et en contrôlant ses volontés. La maïeutique est l'art d'accoucher les esprits; Socrate mentionne le fait que sa mère fut obstétricienne ou sage-femme, en jouant sur le fait qu'accoucher les pensées de soi et des autres revient à donner la vie et à accompagner le nouveau-né dans le monde. La métaphore ou la symbolique de la guérison, de l'accouchement, de la santé psychique (*psychè* signifie l'âme et la pensée en grec attique), révèle assez les proximités historiques et sémantiques entre guérir le corps malade et soigner l'âme perdue. Eryximaque, médecin réputé, contemporain de Socrate, est mis en scène dans le dialogue de Platon portant sur l'amour, *Le Banquet.* Il donne aux convives des conseils généraux d'hygiène de vie quant à la boisson et aux loisirs avant de présenter dans son discours le dieu Eros, philosophe selon Socrate, comme celui qui préside l'art du bien et du mal dans la pathologie érotique.

Ce recours à la philosophie par les médecins et, inversement, cette présence du médical dans la pensée philosophique, a accompagné longtemps les avancées des sciences du vivant et des diverses biologies, physiologies, médecines expérimentales. Les très actuelles biotechnologies font ainsi référence à Kant, ou à des théories de l'individu et de l'Etat, qui sont philosophiques plus que médicales. L'allusion à l'individu comme fin, au rôle de l'Etat comme garant des droits de l'homme, des buts des sciences pour atténuer les souffrances humaines et améliorer le sort de l'humanité, appartiennent plus au champ éthico-philosophique qu'au champ médical à proprement parler. Mais, il n'en a pas été toujours ainsi, comme nous le verrons plus bas.

Aujourd'hui, la médecine cherche sa causalité propre : est-elle au croisement des sciences du vivant et de la pharmaco-chimie ? est-elle une technique de techniques[6] éparses (une chirurgie qui s'appuie sur les progrès de la physique, de la chimie, de la biologie, de l'informatique) ? a-t-elle une rationalité propre, produite par des médecins qui n'auraient besoin que de concepts spécifiques pour agir et soigner ? Le risque de l'oubli de ces questions est de voir une politique de santé publique s'appliquer sans prendre en compte le soin comme téléologie philosophique ou l'acte de soin comme dimension dans un cadre de fins éthiques excédant la simple « santé » comme but final. En effet, les techniques peuvent asservir les singularités ou les performances du jugement du médecin à des conditions déshumanisées par l'usage systématique et expert des machineries bio-cyber-techniques. Il est facile de se dissimuler derrière la perfection comptable du calcul exact de la technoscience pour éviter le rapport particulier et trouble qui fait la nature complexe des liens entre soignant et soigné. Les questions de la place du médecin, de ses limites, de ses pouvoirs, comme celles concernant la subjectivité et le vécu du malade dans la relation de soin, ne sont pas toujours traitables formellement et anonymement. La parole du malade, ses affects, ses attentes, ses angoisses, sa volonté de guérir ou pas, sa situation sociale, tout cela interfère dans le rapport qui lie le dispositif de soin à ses acteurs directs. Le cas clinique n'est jamais, en vérité, un cas statistique général : le péril épistémologique et éthique serait de substituer un ordre abstrait et mécanique dans un protocole et un dispositif de soin et d'aide réclamant une présence authentique d'un contrat thérapeutique entre deux êtres humains qui appartiennent au même régime anthropologique et juridique. Sinon le risque est grand de médicaliser l'existence et de pathologiser le lien humain, en oubliant les dignités et les libertés des personnes[7].
Il a existé historiquement une philosophie de la médecine et une médecine philosophique. Ces deux traditions sont dialectiquement liées. Ainsi Galien pense que la médecine doit toujours accompagner la philosophie et que le philosophe doit se faire médecin. Nietzsche reprendra cette idée rémanente dans la définition des effets de la philosophie sous le chef du philosophe

médecin de la civilisation. Kant, avant lui, parle déjà de clinique de la raison[8] et a écrit sur les maladies de la tête autant que sur les « déraisons » qu'il interprète comme des délires ou des enthousiasmes pathologiques de la raison s'égarant au-delà de ses limites « naturelles ». Les concepts de régime, diététique, mesure, équilibre, sont corrélés à des modes de vie très concrets et très marqués par des orientations philosophiques[9].

La médecine a promu des normes, des valeurs, des morales, qui ont eu un impact sur les pratiques religieuses, qui, à leur tour, ont façonné certains objets ou intérêts de la médecine: qu'on pense à l'importance des réflexions et catégorisations autour de la manie, de la possession, de l'obsession, de l'angoisse, du sentiment de culpabilité, entre autres, dans le champ de l'élaboration et de la promotion des objets et des outils, de la médecine psychiatrique. Si l'on prend par exemple la question du péché de chair: la découverte faite par Leuwencoch des spermatozoïdes va relancer dans la littérature toute une esthétique de l'infiniment petit, et les objets de la science vont s'en trouver modifiés tout aussi bien que le rapport coupable à la sexualité. De morale et métaphysique, celle-ci devient hygiéniste et scientifique. Les délires ordonnés de Sade, tout comme *Le Rêve de d'Alembert* de Diderot, ne sont pas pensables sans la découverte de ces animalcules de vie portés par nos jouissances et les petites morts qui les couronnent. Cette découverte liée aussi à l'avancée des travaux sur l'optique, et, il faut le répéter, engendrée par les doutes sur la génération spontanée d'Aristote et, surtout, de ses thuriféraires, modifia les représentations du corps, bouleversa les conceptions du plaisir, changea les compréhensions des différences entre homme et femme, entama la vision essentialiste de la nature, et, surtout, permit de redéfinir les premiers principes de la matière et du vivant dans une biologie d'observation et de découvertes au niveau infravisible. Le regard sur le monde, sur Dieu, sur l'homme, sur la santé, s'en trouvera modifié à jamais.

Notre esthétique est elle aussi marquée par la dissection[10], la vivisection, l'anatomie[11], les connaissances du monde intérieur de l'homme longtemps imaginé et rêvé avant que d'être connu précisément par les modernes autopsies et auscultations chirurgicales. Le droit fut aussi, dans ses méthodes casuistiques d'analyses des faits et des raisons, longtemps sollicité pour comprendre les dérèglements du corps et la nature démoniaque des passions condamnées : au Moyen-Age, l'ordalie (la preuve de justice par le miracle de l'inaction du châtiment humain, causée par l'intervention divine réparatrice, pour sauver le supplicié) et la torture physique demeurent des pratiques d'aveu et de guérison des corps des possédés et des criminels extraordinaires aliénés par le Malin et ses potions de sorcier, apothicaire suprême.

La philosophie, comme recherche du bien-vivre, et hygiène de vie et de pensée, depuis au moins Aristote, a eu un rôle éthique dans l'art de guérir les crises et les maladies du corps autant que les troubles de l'âme. L'esthétique grecque de la tragédie est aussi bien thérapeutique que politique, et moins éloignée qu'on le pense de la vision freudienne de la sublimation ou des modernes thérapies comportementales[12]. La médecine ne fut pas toujours bien avisée de se séparer d'une philosophie pour s'autoriser d'une « science » médicale. Les dérives hygiénistes, biologisantes, les « théories » maladroites sur la race, le sexe, le sang, et les élucubrations sur la santé des peuples et les puretés des lignées, ont été produites dans les « humanismes » propres à des idéologies faciles et peu rigoureuses à tous les niveaux, laissant les fantasmes les moins rationnels et les plus dangereux faire leur travail idéologique au nom d'une « science pure, objective, rigoureuse, cohérente »[13]. Les biométries contemporaines sont souvent encore soutenues par des politiques de sélection et de tri, quand ce n'est pas le motif xénophobique qui les fonde. Ces biopolitiques, ou politiques fondées sur les savoirs de la vie et de la santé des populations, ont du mal à trouver des justificatifs scientifiques réellement pertinents. L'eugénisme fut aussi ce qui motiva l'étude du comportement des femmes, des enfants, des esclaves, et des nations dites « inférieures ». De même que les médecins du XVIIe et du XVIIIe siècle pouvaient légitimer la domination coloniale par une théorie eugéniste et hygiéniste basée sur la suprématie de certaines races sur d'autres, l'esclavagisme, le mercenariat des « femmes nourricières », le maintien des femmes dans les fonctions de gardienne du foyer, trouvèrent leur correspondance dans une théorie de la mère-patrie, bonne mère, aux racines et aux souches profondément ancrées dans la terre, le sol, le sang, et bientôt le sexe avant le gène. La médecine coloniale, comme la médecine de la Faculté, ne trouvait rien à redire sur les *noso-politiques* dont Foucault fit l'analyse[14]. Le racisme pouvait trouver chez les phrénologues, ou les adeptes de Le Gall, Lavater, Gobineau, Alexis Carell, des cautions discutables. Après tout, ce fut au nom de cette conception médicale de l'hygiène et de l'amélioration de la « race » humaine à redéfinir, ou à régénérer (eugénisme biologique), que les Lumières de Kant, et la raison républicaine de Ferry, voulurent le bien de l'autre, étranger, mineur, primitif, privé de raison et de logique mature, assez proche de l'instinct animal pour être traité comme tel, requérant du même coup une autorité sanitaire, une tutelle sociale et une administration adaptée à la nature de ces *indigènes* aux hérédités lourdes pesant sur leur devenir humain. La médecine se justifia de sa bienveillance humanitaire en excluant de son humanisme l'irréductible *corps d'exception*[15] que fut celui du colonisé.

La médecine prédictive contemporaine, l'essentialisme génétique qui localise et spatialise les fonctions cognitives et les compétences neurologiques, renouent avec les traditions de la divination, les pratiques ritualisées des lieux consacrés et les croyances aux actes surnaturels tout aussi normés et codifiés dans l'Antiquité que le sont nos sciences et comportements médicaux actuels. Ce qui a changé est la nature de la douleur et nos consciences individuelles de la souffrance marquées par une culture phénoménologique différente. Ceci se manifeste dans le rôle du médicament devenu un confluent de norme médicale et de norme sociale (comme le montre les problèmes de société sur les consommations abusives de psychotropes ou d'antibiotiques). Il est à la fois thérapeutique et symptomatique d'une réduction du patient au malade, du malade à sa maladie, de sa maladie à un dosage pharmaco-chimique. On passe dans la posologie et l'ordonnance d'un cas singulier à une équation médicamentée. Le malade prend conscience de sa maladie par la posologie et l'auto-administration de remèdes contrôlés par les médecins spécialisés. Du coup, le patient devient acteur de sa guérison, et sujet de la maladie, assujetti à elle, il s'en libère en devenant l'objet de son action curative, et, quand il le peut, son propre médecin. Cela soulève la question du savoir et du pouvoir médical dans une société d'information et de communication ouverte où les circulations des connaissances peuvent se faire sans les censures de rigueur et les autorisations de conformité, pour le bien des libertés individuelles et pour le pire dans certains cas. Le corps devient un enjeu scientifique dans son fonctionnement et dans ses capacités à s'autoréguler dans des espaces où le libre-marché des services et des biens s'étend jusqu'aux médicaments et aux usages de soi par soi autorisés par les médecines parallèles et les institutions de soins privées. A une époque de dérégulation liée à l'éclipse de l'Etat-Providence, la question éthique de la place de la médecine dans le cadre humain de l'assistance, du bien-être, de la santé individuelle et publique, ne peut être passée sous silence. Le corps humain ne peut être mis sur le même plan qu'un objet commercialisable; ce qui pose les questions des achats d'organes, et des greffes chirurgicales pour motifs autres que ceux du soin physique. Le corps change de définition[16]: matière, espace, énergie vitale, organe, séquence génomique, il retrouve les mêmes incertitudes qu'au XIXe siècle quand il fallait le considérer comme énergie électrique, lumière, onde, ou signaux de perceptions variées. Toujours est-il qu'il est le lieu du plaisir et de la douleur. Et, bien évidemment, de la douleur comme signe de dysfonctionnement, ou du plaisir comme signe de l'harmonie physiologique, manifestation d'une eurythmie et d'une concorde entre les parties et le tout, l'homme et son milieu, l'être avec son principe, à travers toutes ces théories et ces explications qui vont de Descartes à Bichat, de Cuvier à Bernard, on retrouve l'épineuse et difficile question du corps et de sa réalité. Quelle est sa place, sa nature, sa finalité, son énergie ? La médecine des corps devient alors indistinctement un humanisme physiologique, une cosmologie des éléments, une interprétation sur le sens et la nature des fonctions, une physique des organes et une dynamique des forces et des énergies qui le traversent et le lient en attendant la déliaison finale. On voit alors la médecine se muer en une métaphysique des corps et en une politique des points d'application des conquêtes du savoir médical. De cette micrométaphysique des corps et de cette biopolitique des savoirs, il est nécessaire de faire l'archéologie des problèmes et des controverses qui la constituent encore aujourd'hui.

ARCHÉOLOGIE DU SAVOIR MÉDICAL

Si le cadre grec institue une recherche d'équilibre (Hippocrate notamment) comme sortie de crise, et si le pathologique exprime, en un cadre cosmologique, un trouble événementiel signifiant, requérant alors une herméneutique, un art de l'interprétation des phénomènes, pour voir, prévoir, atteindre le retour au naturel bouleversé par un ou plusieurs événements désordonnés, c'est bien parce que la santé est considérée comme un bienfait des dieux, un accord avec la *Phusis*, un ordre sacré, une inscription dans la nature cosmique englobante. Le terme de *kosmos* indique encore, dans la langue grecque du Ve siècle avant notre ère, la liaison que fait le concept de *monde* avec celui de milieu *harmonieux*, décorant l'univers par la régularité de ses lois mathématiques, astronomiques, physiques, et dynamiques. De là que contempler le cosmos et connaître ou reconnaître sa nature sont inséparables ; il existe une belle totalité harmonieuse, pour parler comme Hegel caractérisant la Cité grecque, qui lie le beau, le vrai, le bien. L'univers est doué de rationalité car il est régi par des raisons (*logoï*) qui lui donnent sa logique (*logos*) et son sens.

Aussi le macrocosme peut se retrouver dans ses rapports dans le microcosme, comme le rapport des parties du corps et des fonctions de l'âme se hiérarchisent et s'ordonnent les unes avec les autres : Aristote définira la santé plutôt comme un équilibre, certes, mais dans un juste milieu. Ce juste milieu connaît donc les variations et les mouvements nécessaires à l'équilibre du vivant immergé dans l'être de la vie ; la vie n'est pas immobilité pure dans le monde du devenir duquel nous sommes des éléments et des parties par le biais de notre corps et de notre vie animale,- même si l'animal humain est politique (*Les politiques*, livre 1). Les calculs raisonnés des passions permettent l'exercice de la vertu, nécessaire à un équilibre du mouvement et du repos définissant la santé ou la norme du vivre bien (*Ethique à Nicomaque*, VII). De même, il existe une arithmétique et une logique des excès et des défauts dans l'ordre du bien et du mal vivre qui occasionnent les troubles et les pathologies du corps et de l'âme. *La Rhétorique* parle des passions purgées (l'esthétique est donc une *catharsis*[17]) par les tragédies et les représentations vécues en mimant leurs conséquences négatives (ou positives). La santé peut être produite par le médecin, mais, en partie seulement ; la « bonne nature » du patient, donnée par la bonne fortune ou la nature, permet une santé « vraie ». La bioéthique d'Aristote demeure une éthique de la *norme* : la « Nature » (*phusis*) donne les normes du bon déroulement de la maladie ou sanctionne les écarts vis-à-vis de ses lois et règles intrinsèques ; le médecin s'appuie sur une reconnaissance des spécificités naturelles et agit en les favorisant ou en les contrariant selon les buts de son action pratique et des natures propres sur et avec lesquelles il détermine son expertise et ses techniques de guérison. La maladie, dans ce cadre, est un mouvement, et, la santé, un repos, plus ou moins relatif (dépendant d'un corps, dans un contexte social donné, et façonné par des habitudes, alimentaires, éthiques, pratiques, etc.). Le jugement du médecin s'appuie non pas seulement, comme chez les médecins hippocratiques, sur les recettes, les variables empiriques, les savoirs extra-et supra-individuels cosmiques et cosmologiques, les pratiques locales, les anciennes gestes répétées pour leur conformité aux rites et aux attentes religieuses, les calculs des astres et des composantes des éléments physiques, et, sur les réputations et les charismes des lieux, personnes, objets, qui ont leur importance dans les attentes des patients et les protocoles de guérison. Aristote fait du médecin non plus un personnage plus ou moins magicien, divin, fabricateur de philtres, sorcier, pour reprendre les caractéristiques d'Eros dans le *Banquet* de Platon. Le médecin aristotélicien devient un expert reconnu pour ses savoirs, ses compétences, ses expertises et ses pratiques immanentes d'action sur le corps, à partir de connaissances des éléments le composant, des unions et désunions naturelles des réalités physiques « vivant » à l'intérieur et à l'extérieur du corps affecté. Le médecin pré-aristotélicien fait reposer ses puissances de guérison sur une fusion mythique et ésotérique avec l'ordre du monde et les réalités cosmiques, en invoquant les visions gnostiques des éléments fondamentaux de la Nature, en s'inscrivant dans un cycle qui le dépasse et dans lequel il s'inscrit par une activité de convocation des forces divines, presque magique, puisqu'il sollicite les forces obscures des éléments constituant les énergies et les parties du Monde. La médecine d'Aristote requiert une action plus ciblée sur les compétences expertes du soignant (qui n'est plus seulement un guérisseur), rationnellement disposées dans un corpus encyclopédique, dans des pratiques et des théories unifiées par une science de la vie et une connaissance réglée par l'observation, la classification, la déduction. Il s'agit de soigner un corps, et non plus de remédier au chaos inscrit dans le corps comme expression microcosmique d'un macrocosme bousculé, dont la maladie est le reflet plus ou moins lointain. Pour cela, il est plus que nécessaire de savoir ce qu'est le corps, en général et en particulier, et de connaître la physique du monde et des éléments dans lequel il évolue et vit. D'où l'étendue du savoir encyclopédique du médecin aristotélicien qui devient le savant par excellence, le *sophos*, le docteur, le *doctus*, comme le nommera par après l'opinion (*doxa*) plus ou moins instruite et officielle.

Aristote institue une façon de penser la maladie et un rapport entre le soigné et le soignant qui relève plus de l'action rationnelle et du savoir instruit, de la mémoire et de la réflexion formelle inductive, que de la pratique empirique soumise à l'aléa du charisme du médecin et de la rencontre avec le bon lieu, le bon moment, la bonne étoile. Même si Aristote ne néglige pas le rôle du *kairos*, de la bonne opportunité pour l'action juste, ce qui importe davantage est la logique d'inférence, de déduction, et les connaissances des variations et des généralités naturelles. Il n'y a de science que du général, explique Aristote, et il est clair pour le philosophe grec que la médecine est une technique plus qu'une science car elle soigne non pas la maladie en générale (travers des médecines scientifiques classiques) mais un malade en particulier. Elle prend une allure singulière moins métaphysique ou magique ou cosmique pour s'appliquer à un corps en souffrance, déréglé, situé sous l'œil averti du savant devant ramener la maladie à un ensemble de propositions (diagnostic) pour des actions ultérieures (pronostic thérapeutique). Le jugement éclairé du savant, aidé par son expérience et ses pratiques, autorise une souveraineté responsable de l'acte médical. Soigner, c'est juger, décider, entreprendre. D'où le rôle éthique du savoir médical : la santé relève d'un art de vivre plus que d'une astrologie ou d'une cosmologie générale.

L'acte clinique du médecin doit reproduire, si possible, la crise pour revenir à l'équilibre ou à la santé. Aristote oppose donc au couple santé/maladie, une *ternarité* qui suppose un autre de l'équilibre, de l'habitude, du statique. Cela se manifeste par le paradoxe suivant ; un corps équilibré est plus enclin à la maladie, mais, aussi, à guérir, car le « corps tout entier participe » et interagit entre son tout et ses parties.

C'est la connaissance des *causes* qui permet donc de compléter la vision analytique de la maladie pour expliquer de façon systématique les *raisons* de celle-là. Et donc de chercher le *caché* à partir du visible, et, ainsi, de prendre le risque d'extrapoler les faits par une justification des phénomènes observés. Là où Hippocrate en restait à l'examen critique convenable, parfait, Aristote pousse l'observation jusqu'à la taxinomie et la hiérarchisation des causes et des effets pathologiques. De constatation impassible de l'être des maux, l'art médical se mue en technique heuristique pour agir sur eux, les prévenir, les contrôler et les éradiquer si possible (naissance de la prophylaxie et de la santé publique au sens moderne de l'expression que lui donnera l'Hôpital général au XVIIIe siècle). Dissection, vivisection, anatomie, observation différenciée facilitée par son amitié philosophique avec Alexandre le Grand, dont il fut le précepteur, toutes ces pratiques et réflexions vont conférer à la science le tour qu'elle a pris en Occident, dans ses découpes disciplinaires et ses logiques de formalisation, comme dans ses grammaires d'objets. Nos sciences parlent encore le langage d'Aristote, même si les logiques, les enjeux, les objets, les contenus épistémiques, ne sont plus, depuis la Renaissance et la coupure galiléenne, ceux de l'édifice scholastique médiévale et classique. Il n'en demeure pas moins que les objectifs éthiques du bien vivre, du bonheur (*eudaïmon*) du guérir pour non pas seulement vivre, mais, surtout, pour vivre selon une sagesse (*sophia*) qui ordonne l'existence à un autre mode que la simple satisfaction biologique et vitale des besoins, définissent une théorie et un savoir des valeurs (qu'on appellera *axiologie*) qui traversent les recherches et les modérations de la bioéthique contemporaine. L'articulation de la science médicale et des finalités philosophico-éthiques sont au cœur du dispositif aristotélicien. C'est une idée forte et très canonique de la métaphysique platonicienne : les comparaisons entre le corps malade et la cité injuste, dans

La République, le rôle thérapeutique des discours du philosophe (*Apologie de Socrate*), les vertus de salut occasionné par les actes de pensée (*Gorgias, Phèdon*), les effets bénéfiques des définitions sur la santé de l'âme (*Théétète, Phèdre*), les bienfaits somatico-psychiques de la vie philosophique (*Alcibiade, Philèbe*), les bonheurs et les plaisirs de la vie vraie (*Criton, Le sophiste*) qui feront les thèmes des sagesses stoïciennes, épicuriennes, post-socratique et post-platoniciennes, cynisme et scepticisme compris, toutes ces problématiques, ces controverses, ces débats d'idées et de disciplines ne peuvent être compris sans les références à l'art du soin et du souci de soi. Comment, comme le rappelle P. Hadot, séparer chez Plotin, par exemple, ce qui relève de l'exercice de vie et de l'ascèse philosophique ? La philosophie est une médecine de vie juste et bonne comme la médecine n'a de sens qu'à disposer à l'éthique d'une vie dirigée par des fins et des valeurs non thérapeutiques. Dès lors, la philosophie devient une médecine de l'âme, comme la médecine devient une façon de guider et de conduire son existence. On trouve déjà chez Platon l'idée du philosophe, médecin de la Cité, donc de la civilisation, et, par exemple, mention est faite par Phèdre dans *Le Banquet* du rôle joué par Erixymaque le médecin dans la conduite de sa vie quotidienne. Le médecin est déjà celui qui conseille et donne son avis sur les façons d'arranger sa vie, ses mœurs, son alimentation, sa sexualité. Il prend une place politique plus intime, plus en prise sur le privé, sur la vie de tous les jours. La médecine va alors s'autonomiser et produire ses propres objets de réflexion philosophique et commencer à construire ses savoirs et ses valeurs sur l'idée qu'elle est une médecine vraie s'appliquant à devenir une sagesse du vivant.

C'est aussi ce savoir philosophique de la médecine, au sens d'une sagesse pour médecins et patients et d'une technique des actes thérapeutiques, qui fera obstacle épistémologique[18] à l'avancée des sciences, et, de la médecine scientifique, au sens contemporain du terme, en particulier. Les erreurs et les illusions biaisant les observations pratiques et les paralogismes de toutes sortes (l'analogie tenant lieu de raison, comme la comparaison faisant écran de représentation contre les savoirs instruits par de nouvelles questions impensables dans le système téléologique) ont empêché que les savoirs de la médecine bénéficient des avancées des rationalités critiques expérimentales. On sait les dogmatismes et les cuistreries ultérieures, bien ridiculisées par Molière entre autres ; il n'est d'ailleurs pas certain qu'on en soit totalement affranchis, si tant est que cela soit définitivement possible, tant l'imaginaire humain projette sur le savoir les désirs les plus extravagants[19].

La théorie l'emporte sur sa vérité ; ce qui veut dire que la médecine, en tant que discours, obéit à une pratique qui ne correspond pas à celle des acquis historiques de ses vérités reconnues. C'est pour cela qu'il est nécessaire pour le médecin de revenir sur l'histoire de la constitution de sa discipline et de ses concepts, sous peine de confondre la rationalisation et la normalisation, ou pire encore, de penser sa pratique comme déshistoricisée, indépendante d'une « vision d'un monde » et d'une logique de l'être et du connaître. La santé n'est pas un concept neutre, objectivable, identifiable comme tel et non soumis aux variations historiques des modèles qui la définissent ; on ne peut la comprendre que dans l'économie de « vérités », de savoirs, de pratiques, dans un type de normalité précis, et, pour le dire autrement, on ne la saisit que sous forme statistique : elle n'est pas séparable d'une conception du bien, du plaisir, du mal, de la douleur, de la souffrance, du corps, de la vie, du sentir, du guérir, bref, d'une pensée de l'affect et de la condition humaine située dans l'histoire, le fait social, les héritages symboliques de toute sorte.

La médecine d'Aristote reste une science systématique et finaliste des causes, une étiologie donnant le fondement du savoir, et, l'expérience, dans ce cadre hiérarchiquement agencé, doit se penser comme une organisation finalisée selon une physique qualitative et une métaphysique des causes (matérielles, formelles, efficientes, finales) primant sur l'expérimentation au sens de Galilée et de Claude Bernard. Les lieux naturels, le chaud, le sec, le froid, l'humide, ré-instituent une physique qualitative et une ontologie du corps basée sur le sens commun. La maxime d'Anaxagore, « *le visible est l'œil de l'invisible* »[20], permet de comprendre les réquisits méthodologiques et logiques de la médecine antique.

Les aberrations et les analogies antiques peuvent très bien susciter le rire assuré de l'honnête homme d'aujourd'hui, si on ne prend pas en compte l'archéologie des savoirs et les généalogies des vérités. La prudence, qualité aristotélicienne, requiert qu'on prenne l'ordre des raisons et des références en considération pour comprendre les logiques et les principes de sens dans les productions des savoirs. L'anachronisme, comme le préjugé, ne connaissent, comme le bon historien selon Fénelon, ni lieu, ni époque.

Le système d'Aristote repose en entier sur des analogies et des raisonnements d'inférences qui ne contredisent pas les principes d'identité, de tiers-exclus, de non-contradiction. D'un point de vue formel, et, d'un point de vue causaliste-finaliste, organiciste, tout peut s'expliquer par les quatre causes (formelles, finales, efficientes, matérielles). Par exemple, ce qui est lourd descend, donc les plaies de la tête sont plus faciles à soigner que celles des jambes. Ou encore, l'argument du sommeil causé par l'absorption d'aliments ; à l'objection de la fatigue du sous-alimenté, Aristote répond : « *la fatigue est un dissolvant qui peut être comparé à une nourriture absorbée* ». On a un système de métaphores, d'images causales assez géniales, très interprétatif et inventif, au détriment des fonctions réelles. Ainsi le réseau vasculaire est comparé au réseau d'irrigation des jardins, le ventre à une mangeoire, le cœur, à la « *porte des gardes* » de l'Acropole...

Cette métaphorisation est l'inconscient historique et épistémique[21] de la médecine occidentale ; les analogies avec le visible déterminent un type de rationalité qu'on retrouvera jusqu'au XIXe siècle[22]. Rigueur, précision des images, toutefois, seront à l'origine des fausses représentations des fonctions du cœur, du cerveau, des poumons (réduits à n'être que des refroidisseurs du corps). Mais Aristote n'en reste pas moins le fondateur de l'épidémiologie : il élabore un concept d'observation à grande échelle des maladies (ancêtre de la santé publique et des modernes enquêtes et observatoires). Il amorce le débat, non encore achevé[23], sur l'inné et l'acquis, en cherchant chez les parents les causes héréditaires ou chez les enfants les causes congénitales des maladies (approche du concept de populations à risque, entre autres). On n'en finirait pas de pister les traces et les archéologies profondes qui vont de la modernité à l'hypermodernité *via* les concepts et les catégories aristotéliciennes. A tel point qu'on a pu parler de la biologie d'Aristote[24], bien avant que la définition positiviste de cette discipline ne soit celle aux contours définis par les œuvres de Lamarck, Bichat, Bernard, François Jacob.
Aristote aborde les maladies de la peau, la nature des contagions, le schéma des naissances (*Histoire des animaux*, livre VII), le rôle de la médecine alimentaire[25], celui de la respiration, et, le champ important de la pharmacologie[26].

La santé et la sagesse sont définitivement liées dans un projet thérapeutique normalisant, d'où le risque d'une médecine normalisatrice ; la médecine ne peut alors se séparer d'une philosophie en acte sous peine de faire de l'éthique une morale, un code normatif, c'est-à-dire, une politique de santé basée sur des règles, des valeurs, des lois, des conventions pré-existantes et définissant son champ et ses finalités, sans qu'il y ait eu au préalable le jugement critique réflexif nécessaire à l'homme compétent que devient le médecin quand il fait montre de son savoir indissociablement théorique et pratique. Le modèle du savant, du « docteur » (*doctus*), prendra tout son rôle politique à partir de ce risque de faire du savoir médical un pouvoir régulateur d'injonction directe sur les libertés, les modes de vie des malades, des souffrants, des « *patients* », selon l'étymologie latine. La vie entière devient alors l'objet d'attentions et de soins continus de la part des pouvoirs se souciant de la santé des individus, des populations, tout sexe et âge confondus[27]. Les dérives seront encore plus tentantes lorsque la théologie définira, au Moyen-Age, la science et la philosophie, mises au pas par la scholastique thomiste, comme servantes de celle-là.

Aristote découpe aussi des taxinomies à venir : les spécialités que sont l'oto-rhino-laryngologie, la traumatologie, la gérontologie, la psychiatrie (la maladie de l'esprit définie comme folie, mélancolie, menant au suicide, considérée donc comme maladie de l'âme, donc, psychopathologique, bien avant la psychanalyse[28]) trouvent dans le corpus du penseur leur fonds baptismaux. Les fondements de la médecine, ses réquisits axiologiques et ses objets découpés dans la logique aristotélicienne, entre autres, sont indissociablement liés à des concepts philosophiques (la physique, l'éthique, la métaphysique, donnent le sens et les variables des horizons sémantiques des pensées médicales) ; les « causes » (formelles, finales, matérielles, efficientes), les valeurs (sagesse, prudence, vie vraie et bonne), l'ontologie fondamentale (l'être pur, la cause première, le Bien suprême), permettent au discours médical de prendre son contour singulier, ses approches méthodiques et ses problématiques spécifiques. Le corps devient un objet d'étude en tant que *vivant animé*, selon la définition du *Phèdre* de Platon, et celle des *Politiques* d'Aristote, et signifiant, de ce fait, un ordre, comme pouvant aussi être objet et sujet de désordre, de fins propres. La santé, la vie, deviennent objets d'études pour des logiques de la matière vivante dont il faut s'appliquer à pénétrer la nature organisée. Hippocrate, plus tôt, faisait de la médecine une expression de la nature sur elle-même, par le biais artiste et technique, de l'homme possédant les arts de la culture des plantes, des recettes, remèdes, savoir-faire, dont il pouvait se saisir pour, tel un théurge, agir dans le microcosme corporel à l'instar d'un dieu agissant dans le macrocosme de la *Physis*. Le terme de *phusis* vient du verbe *phueïn* qui signifie croître, grandir, mûrir. Aussi l'étude de la « physique » participe de l'étude du vivant. Analyser le vivant, c'est aussi comprendre son énergétique et sa dynamique ; définir ses croissances et ses excroissances, ses pôles de maturité et les pics de décroissance qui l'affaiblissent. C'est donc être attentif à ses moments de revirement, de changement, à ses vitalités singulières, ses métabolismes précis et ses irrepétables métamorphoses. Le médecin étudiant la physique de la vie se doit d'être précis, vigilant et il a pour tâche de repérer les chronologies de ces changements pour comprendre et agir au bon moment afin de ne pas hâter ou entraver le cours naturel des choses. Le *kaïros*, l'occasion propice, le moment juste, la bonne intervention, le cérémonial du rituel, du lieu, de l'incantation idoine, la pharmacopée idiosyncrasique, définissaient la technique et l'art du médecin qui travaillait moins sur le malade que sur la maladie, et moins sur la maladie, que sur le corps malade en dysharmonie dans le Tout. Le nouveau paradigme du médecin introduit par la science aristotélicienne, indépendamment de son efficace, consiste à en faire un scientifique, un savant qui s'instruit des arcanes de la nature par une recherche et une pratique raisonnée et appliquée à discriminer dans le casuel l'universel, dans le fait la loi, dans le particulier le général, et, à appliquer de manière très précise le remède, l'acte, qui correspond le mieux à la réalité de l'expérience et à la connaissance experte. C'est ainsi que le diagnostic, comme le pronostic, sont des actes réfléchis de jugements savants acquis par la science et l'observation raisonnée. Il y a une pratique libérale du jugement qui ne repose en rien sur la bonne nature, ou la bonne harmonie cosmique; l'interventionnisme médical suppose une libéralité dans l'exercice de la science. Le bon moment suppose que le médecin ne se confie plus entièrement à la nature providentielle ou bienveillante, à une fatalité ou une nécessité extérieure à son savoir, limitant son pouvoir. Il intervient comme maître et compétent dans l'agir médical: il guide, autant qu'il sait et peut, et autant qu'il peut quand il sait, le chemin de la vie dans son devenir. Le risque est qu'il se prenne pour le créateur de cette vie, et qu'il bascule dans la croyance en la toute-puissance de son acte. Il n'en reste pas moins souverain, seul juge et arbitre dans les moments d'urgence. Le philosophe-médecin pense autant qu'il agit quand il soigne et guérit. Ainsi, la médecine devient l'art savant d'une culture scientifique complexe, systémique, visant à réaliser une perfection dans le bien-vivre, à travers la définition d'une norme hygiénique, d'un ensemble de valeurs (vie bonne ou mauvaise, santé vraie ou fausse santé, etc.). Agir sur les vivants, parmi eux, au présent de leur souffrance, ou au futur de leurs maladies nécessaires ou possibles, par prévoyance ou prospection thérapeutique prévisionnelle, c'est donner au médecin un statut politique, éthique, où l'art de vivre et l'art de se gouverner se recoupent dans la notion de santé bonne.

La coupure épistémologique produite par la relecture des textes de l'Antiquité gréco-romaine par les humanistes de la Renaissance italienne, ainsi que le paradigme montant du modèle physico-mathématique, ne fera que renforcer ce modèle du savant, médecin, astronome, physicien, mathématicien, et conseiller des Princes[29]. En favorisant l'efficace de la cause efficiente au détriment des trois autres causes, progressivement[30], la médecine deviendra une politique de la vie pour les peuples et les individus, dans un cadre collectif de souci de rendements et d'économie des moyens humains pour la richesse des nations et des sociétés.

LES DESCENDANTS D'ARISTOTE

La discipline médicale, par le biais de son dieu tutélaire *Aesclepios*, se réclame d'une double ascendance : celle d'Apollon, dieu guérisseur, et de *Coronis*, la corneille fille de roi, (de son vrai nom *Aegla*), surnommée ainsi du fait de sa beauté. Leurs petits-enfants seront *Hygie* (la vie saine) et *Panacée* (celle qui guérit tout). L'arbre généalogique du mythe révèle que la médecine, fille de la guérison et de la beauté, engendre hygiène et guérison totale : l'idée de la vie belle, éternelle, sans heurts ni malheurs, se traduit ici par les filiations et les origines. Autant dire que la médecine hippocratique, contemporaine de Socrate, lui-même né d'un sculpteur et d'une sage-femme[31], ancre ses origines dans la recherche de la belle santé, quand ce n'est pas dans la volonté démiurgique de fuir la condition misérable de mortel soumis aux vicissitudes de l'existence démunie face à la toute-puissance des dieux et de la nature. Cette double rencontre de la philosophie et de la médecine, symbolisée par la naissance de Socrate et celle d'Hippocrate, respectivement en 470 et en 460 avant notre ère, permet de comprendre les entrelacs de ces disciplines jusqu'à aujourd'hui. Platon (427-347) voudra guérir, soigner, purger, les âmes et la Cité belle, en assimilant maladie, ignorance, souffrance physique et égarement métaphysique. La passion elle-même fera l'objet d'une politique et d'une pathologie du vrai et du faux. Le philosophe, pour reprendre le mot de Nietzsche, est médecin de la civilisation tout autant que le médecin authentique est celui qui philosophe sur les passions de l'âme et les maux du corps, à l'instar d'Eryximaque, dans le *Banquet* de Platon.

Si Hippocrate établit une physique des humeurs (sang, biles jaune et noire, phlegme, eau, etc.), Aristote, comme on l'a vu plus haut, invente une médecine basée sur l'expérience, le savoir, l'analyse comparée (vivisection, dissection, comme mode de connaissance par l'intime et le noyau des choses) des essences manifestes ou non. Ces savoirs immenses, encyclopédiques, repris et complétés par les sémites (musulmans, juifs), les indo-européens et les berbères arabisés, forgeront le socle inconscient de toutes les sciences occidentales, et, deviendront aussi un obstacle pour les progrès scientifiques, au sens contemporain de l'expression, de la médecine, comme le caricaturent les moqueries des pièces de Molière et les textes polémiques des pamphlétaires des Lumières.

Les erreurs dans l'observation proviennent des systématisations abusives de la théorie aristotélicienne du syllogisme, et des dogmatismes religieux de toutes sortes. Il est étrange et paradoxal de remarquer que l'excès de pensées peut produire de faux savoirs. Penser n'est donc pas le même que connaître ; savoir ne vaut pas science et ceci est crucial pour comprendre les errances et les fables logiques qui parsèment l'histoire des théories et des pratiques médicales. Les *épistémaï*[32] sont pleines de ces vérités qui sont vouées à disparaître après avoir longuement brillées dans le ciel des idées d'une époque, d'un moment historique, dans les intelligences et les évidences vraisemblables ou orgueilleusement véraces, des beaux esprits ou des savants, reconnus ou non, d'un temps. Bachelard, dont toute l'œuvre peut être lue comme une psychanalyse de la raison scientifique, a bien étudié les régimes et les règnes de l'imagination hyper-rationalisée et hyper-rationalisante, oubliant ainsi les prudences nécessaires de la raison théorique[33].

La médecine hippocratique définit une *déontologie*: celle de l'équilibre à maintenir dans le corps et le cosmos (équilibre somato-cosmique). La déontologie est relative à une pratique réglée selon un code professionnel et une rationalité locale configurant un domaine d'activité humaine spécifique. En ce sens, la déontologie relève du corporatisme professionnel. Rituel de comportement, elle n'exige aucunement l'adhésion intime à des vérités ou la conversion des volontés. Simple liturgie codée, elle oblige à une discipline requise pour l'exercice social, professionnel, du métier. Elle n'a même pas besoin d'une morale, de références à des normes du bon et du bien. Son lieu est pragmatique : faire comme il est fait pour des raisons d'agencement, d'homogénéité, de ressemblance à un groupe, de règlements en usage. On n'a pas besoin de trop réfléchir pour appliquer une règle déontologique puisqu'elle suppose justement une obéissance sans contrepartie intellectuelle ou affective. La loi de la déontologie est anonyme, répétitive, réglée, inchangeable. La morale médicale repose sur un code qu'on reconnaît ou pas mais qui n'oblige que sous la forme d'un corps, d'un ordre, demandant soumission, application, abnégation. Nulle implication d'une subjectivité *questionnante*, critique, réfléchie, fondatrice de valeurs. L'autonomie du jugement réfléchi requiert une autre discipline de la raison. La médecine d'Aristote fait entrer la pratique médicale dans une dimension philosophique ; du coup, elle devient éthique dans la mesure où, par exemple, la confiance du malade repose sur le savoir et les compétences du médecin en tant qu'il est plus qu'un technicien ou un empiriste de la guérison. C'est parce qu'il *sait* qu'il *peut* (guérir, soigner, diagnostiquer, prévoir, etc.), et parce qu'il sait qu'il sait qu'il *doit* agir ou faire, selon son savoir. L'éthique de la pratique est une éthique des vérités ou une éthique du savoir qui débouche sur une vision de la pratique des vérités dans l'existence humaine.

L'éthique médicale se met en travail effectif quand les savoirs et les actes se rencontrent et se disposent dans la visée d'un bien excédant la discipline médicale en tant que telle. La recherche ou la prise en considération d'un bien commun, qui ne soit pas seulement défini en terme technique de pratique disciplinaire, mais réfléchit les valeurs et les enjeux de vérité et de liberté de cette pratique, autorise un dépassement des limites aveugles de la médecine considérée comme science ou technologie de la santé et de la guérison. C'est bien pourquoi les axiologies médicales relèvent d'une pensée des corps et d'une délibération réfléchie sur les fins de la vie, limitant les pratiques médicales dans l'ordre qui est le leur, à savoir, celui d'une thérapeutique et d'une clinique instruite, experte, autorisant les savoirs et les pouvoirs, mais, en aucune manière, ne déterminant les jugements et les volontés des patients et des populations. Le libre consentement éclairé du patient dans le protocole de guérison de l'actuelle médecine fait entrer les relations intersubjectives dans un cadre axiologique et éthique. Le patient doit être subordonné à la personne humaine. L'éthique manifeste alors une prépondérance des valeurs, du droit sur le fait, de la liberté du sujet sur son état de santé ; elle est une politique de la vie avant d'être une politique des soins[34]. L'axiologie, à laquelle s'articule l'éthique, appelle une finalité de la vie autre que celle de l'hygiène, de la santé, de la norme médicale. Ceci s'affirme très tôt dans l'histoire des concepts de la médecine, et dans les problématiques du magistère ou de la souveraineté du pouvoir médical (qui tend à changer du fait de l'économisme comme théorie et pratique générale d'évaluation des actes médicaux) : le médecin, après Aristote, est doué d'autorité du fait de son expertise fondée dans une épistémè et une expertise qui lui donne *autorité* sur le *mana* ou l'*aura* de la médecine traditionnelle[35]. De là, la science médicale, ou la médecine comme science, se construira en délimitant un dehors plus « philosophique » à partir duquel elle établira une coupure entre ses objets, son style, ses méthodes, ses problèmes propres, et les enjeux méta-physiques ou méta-disciplinaires qui jalonnent son territoire : la vie bonne, vraie, belle, avec son corollaire de questions esthétiques et morales sur la meilleure façon de disposer de soi, de son existence, autant de topiques qui ne peuvent plus être séparées des pratiques médicales les plus éloignées, en apparence, des arts de vivre et des esthétiques d'existence.

La science médicale naît de cette coupure, qui mettra un temps plus ou moins long, à se manifester comme telle de manière tranchée et affirmative. La réception du corpus grec, ses heures de gloires dans le monde arabo-berbère pré-islamique, musulman, juif et chrétien, avant que le thomisme et le catholicisme de l'Ecole de Paris ne viennent opposer des veto aux observations anatomiques et physiologiques, en arguant de la sacralité des corps humains disposés à la gloire de Dieu[36], tous ces discours, toutes ces pratiques, tous ces savoirs viendront former le système savant, érudit, fouillé, des spécialistes du soin proches des grandes cours, et, plus tard, dévolus à la santé publique.
Si le cadre grec institue dès Hippocrate une recherche de l'équilibre dans le soin[37], la santé reste une chance, un don des dieux, un bienfait de naissance, un accord avec l'ordre de la nature. Aristote hérite de cette définition de la santé comme équilibre, juste milieu, et en fera dans *Ethique à Nicomaque*, une vertu menant à la sagesse et au bonheur. Une arithmétique de l'excès et du défaut composera pendant longtemps, à la suite de Socrate, jusque dans le stoïcisme impérial d'un Marc-Aurèle ou d'un Sénèque, une philosophie morale de l'hygiène de vie, de la santé menant à la bonne existence ou à la belle vie. Les philosophies épicuriennes, stoïciennes, sont indissociablement des Ecoles de vie et des médecines d'existence, prescrivant des régimes et des diètes, des bains et des ascèses, des jeûnes et des exercices corporels, afin de détenir un esprit sain dans un corps sain, selon une hygiène de purification faisant du philosophe un dieu vivant et un soldat de la vérité. On retrouvera ses comparaisons et paradigmes dans la naissance du christianisme et la pastorale qui fut sienne. Pour en rester à Aristote, on lit dans la *Rhétorique des passions*, que les sentiments obéissent à une logique (bien avant l'*Ethique* de Spinoza, 1677, et le *Traité des passions*, 1649, de Descartes) menant au bonheur ou à la

perte de soi. Aussi, le médecin de l'âme l'est aussi du corps : son rôle est d'aider ou de favoriser la Nature, ou, le cas échéant et plus difficilement, de la contrecarrer par l'habitude et la pratique qui peuvent modeler les vies des hommes, à l'instar de l'artisan ou de l'artiste qui s'exercent et acquièrent de l'habileté dans leur art. La santé est aussi une pratique de soi et de vie qui plastifie et esthétise le corps et la pensée. Même si, en effet, la *bonne* nature, fortune innée, permet la santé *vraie* aidée par la puissance de l'Etre de la « physis ». La bioéthique d'Aristote est une éthique de la norme universelle, mais, à la différence de ses prédécesseurs, cette norme relève aussi d'un acte de production du sujet par lui-même sur lui-même. La *praxis* relève de l'acte de fabriquer en imitant (comme le menuisier qui fait un lit avec son modèle en tête) ; la *poïesis*, elle, crée et produit à partir d'un acte original et singulier, unique et non répétitif, à l'instar du poète ou du musicien qui invente une œuvre inédite. Le soin et la guérison sont un mixte de praxis et de poïesis. C'est la raison de faire valoir le rôle de la délibération et du jugement dans l'acte médical : soigner implique un rapport à la vie humaine et à ses valeurs. Le médecin ne peut faire l'impasse sur les conséquences politiques de ses pratiques, tout comme il ne peut pas porter dans ses mots, ses silences, ses gestes, un monde de valeurs et de décisions engageant une vision de l'être et de l'homme.

BIOÉTHIQUE ET BIOPOLITIQUE

Si le médecin a souci de la santé de celui qu'il observe et examine, inspecte et analyse, il a aussi le souci de le guérir, de le soigner, de le mettre en cure attentive pour éradiquer, selon des dispositifs plus ou moins adaptés au repérage des signes de la maladie, les causes et les effets du mal-être. C'est-à-dire qu'il doit s'ouvrir au *sens* de la souffrance et prendre en conséquence la douleur en sa dimension phénoménologique et existentielle.

Sinon une dérive scientiste ou positiviste est possible, qui risque de faire disparaître le malade derrière la maladie, de l'identifier à ses symptômes, et ainsi de le réifier comme n'étant qu'un paramètre à traiter selon des méthodes expérimentales niant sa singularité ou son humanité. Le malade devient alors un ensemble de problèmes pathologiques techniquement résolubles par l'art du praticien. Il y a cependant une responsabilité morale, politique, de l'acte médical, pouvant être iatrogène, comme pouvant déterminer une aliénation dans la relation intersubjective qui lie le médecin et son autorité au malade qui s'en remet à ses compétences. La relation peut basculer de l'autorité à l'abus de pouvoir, et la confiance se transformer en relation, si l'on peut dire, de défiance, ou de désaffection dans la reconnaissance symbolique de la fonction du médecin. Les judiciarisations, ou les consumérismes des pratiques de soin, peuvent aussi être une réponse à ces manquements éthiques détériorant la qualité des liens entre les soignants et les soignés. Car le lien qui les relie participe fondamentalement d'un souci de vérité qui se manifeste dans l'atténuation des maux qui invalident la liberté et la dignité de l'homme diminué par la souffrance; rendre l'être humain à la plénitude de son humanité consiste à ne pas le réduire à un solde victimaire ou à ne pas le confiner dans le rôle du corps inerte et sans autonomie, dans les volontés toutes-puissantes des spécialistes de la santé. L'acharnement thérapeutique peut alors devenir une forme immorale de maltraitance et de négation de la liberté de l'autre. Ce qui rend possible les dérives hygiénistes et infantilisantes ramenant la vie à un ensemble de maladies, ou à une constellation de risques, d'où une dérive éradicatrice, purificatrice, afin de maintenir les esprits et les corps dans le désir de se protéger des vivants à risque, ou pouvant l'être, ou exprimant une dangerosité médicale. Pour éviter le tout-salutaire, à l'instar du tout-sécuritaire, traduisant une véritable *pathophobie*, il est important de ne pas oublier le fondement philosophique et éthique de l'intersubjectivité d'aide et d'assistance qui légitime toute intervention sur le corps de l'autre.

L'acte de *solidarité* rend la pratique médicale ouverte à la dimension du soin et de la pensée de la vie humaine, de l'existence humaine, non pas comme un problème objectif externe purement technique. La relation humanisée devient éthique quand elle singularise un rapport dans une communauté de valeurs: celle, entre autres, requise au minimum demeure l'empathie et la bienveillance envers le devenir sain et sauf de l'autre alter ego considéré comme un *sujet* et non plus comme un ensemble de pathologies et de symptômes à traiter.

Cela peut se dire à la façon d'Hans Jonas[38]: il y a une éthique de la responsabilité surtout vis-à-vis de celui qui est faible en tant qu'il l'est parce que nous pouvons abuser d'un pouvoir qui tendrait à l'affaiblir davantage si l'on n'y prenait garde. La souffrance étant une diminution d'être pouvant donc entraîner une déchéance ontologique et une indignité morale dès lors que l'on ne prend pas au sérieux la réparation de la personne, dans l'intégrité de son être total. L'oubli de l'autre, du sujet ou de la subjectivité complexe que représente un sujet humain, amnésie possible dès qu'on se tourne uniquement vers la question thérapeutique de la douleur comme symptôme, peut dévaluer l'acte médical dans une réduction *chosiste* impersonnelle. Il y a dans la douleur un acte de soi qui rive, comme le dit Lévinas, l'être à la simplicité indivisible de son corps et de soi[39]. La vieille question platonicienne du salut des âmes faisait de l'acte philosophique un acte sotériologique : penser, c'est sauver son âme des maladies que sont les erreurs et les ignorances pouvant par le jeu des passions déréglées ou dérégulées introduire le désordre dans l'âme, le corps, la Cité. De même, l'oubli de la question du sens des actes médicaux, pour un être souffrant, avec les dispositifs plus ou moins complexes entravant les libertés et les autonomies des patients, font courir le risque d'une surmédicalisation pathogène et d'une technicisation des rapports humains difficilement compatible avec une relation humaine authentiquement fondée sur le respect de l'autre et la considération de sa dignité.

L'éthique de la responsabilité de l'acte médical renvoie à une éthique de la prise en compte de la présence de l'autre dans le soin, comme dans l'approche d'observation, de contact avec le corps de l'autre. L'altérité est première : le corps de l'autre est en douleur de souffrance, quand l'autre peut le dire, le parler, et quand la souffrance lui laisse encore les moyens de l'énonciation, il faut pouvoir, savoir et vouloir l'écouter. Outre les difficultés liées à la diction de soi relevant de compétences très particulières, comment apprendre à préciser un tableau clinique, un discours nosographique, quand on est privé de culture médicale ou de connaissances *ad hoc* ? Il est donc nécessaire que le médecin se soucie de la réception des questions qu'il pose à son patient, comme de la disposition affective et culturelle qui est la sienne quand il l'ausculte, le reçoit, l'examine, lui parle. Il y a un horizon de sens dans l'acte médical qui dépasse le cadre strictement technique de l'expertise et du traitement des pathologies. Cette attention pointue, ou sensible, donne droit à l'autre d'exister ailleurs que dans sa maladie, même si sa présence auprès du médecin est avant tout légitimée par son état de santé. Cela compose les valeurs de la vie partagée entre deux hommes socialement, professionnellement, sociologiquement différents[40].

L'être humain ouvert à la liberté demeure autre chose qu'un simple objet d'études ou de soins ; l'être humain, redevable de droits, nous oblige à une attitude, une pose éthique. Il s'expose à la maltraitance comme au soin ; l'éthique suppose de vouloir (et aussi de savoir) répondre à cette exposition par un contrôle de la volonté de maîtriser l'intimité et le corps de l'autre. On sait les dérives que les puissances des blouses blanches donnent à certains n'ayant pas encore digéré les traumatismes des salles de garde et les rituels de passage, parfois humiliants, caractérisant les « carabins »[41] et les nouveaux intronisés dans le « corps » de l'Ordre des médecins.

Que serait une médecine seulement technique, scientifique, sans but éthique, qui aurait oublié dans un acte économique très significatif, le sens de la vie, de la santé, de la souffrance et le rôle symbolique de la guérison dans l'ordre humain ? Il y a une fonction sociale de la maladie comme il y a un caractère humaniste, plus qu'humanitaire, dans l'acte médical. Prendre en compte, dans la formation continue du médecin, les sens et les significations complexes du soin, afin de ne pas réduire le vivant à la maladie ou la médecine à l'art de traiter les maladies vise au moins à prévenir le risque de trouver que le malade est parfois gênant pour la guérison de certaines pathologies graves, et, à la limite, qu'on s'en passerait bien pour contrer la maladie... Les normes technologiques, les valences de santé, les objectifs comptables, ont bien sûr un sens dans une société où les dépenses et les coûts sont des jugements politiques en acte. Le clonage, les thérapies géniques, les manipulations de génomes, les investissements en formation, infrastructure, fabrication, ont un prix. Le prix mérite-t-il qu'il devienne le critère unique dans les politiques de santé et dans les offres de soin ? Ce sont les contenus des articles de *La Déclaration universelle sur le génome humain et les droits de l'homme* du 11 novembre 1997[42], notamment l'article 4 stipulant que : « *Le génome humain en son état naturel ne peut donner lieu à des gains financiers* ».

Les sciences ont contraint à redéfinir les normes du vivant, le rapport de la vie à la mort, l'identité du sujet (il y a loin de la définition platonicienne de l'âme à celle du gène pour caractériser l'essence de l'homme). Les médecines scientifiques maîtrisent de façon exponentielle les techniques d'action sur les corps, dans les cellules, par les molécules, en diversifiant les offres thérapeutiques et les approches cliniques. Le monde de la médecine évolue dans un monde numérisé où les valeurs sont plus que nécessaires au praticien qui se voit « pris en charge » par les machineries informatisées et les outillages très abstraits qui le coupent de l'approche contiguë du corps de l'autre. Les artefacts sont de plus en plus nombreux et sophistiqués. Il est nécessaire pour le médecin de penser sa pratique en dehors des outillages qui déterminent ses actions et qui peuvent substituer à l'homme réel un patient virtuel fait de chiffres, de diagrammes, de profils, voire, d'actions à distances dans les chirurgies fines assistées par ordinateur. Le médecin ne peut se passer d'écouter le malade, d'en avoir une compréhension autre que technique ; le philosophe Heidegger insiste pour que les *étants*, donnés dans leur apparence et leur mode d'être spécifique, dans le monde ambiant de l'homme, ne soient pas confondus avec l'Etre qui permet la disposition des choses telles qu'elles nous apparaissent. La médecine ne peut faire abstraction de la philosophie qui l'a promue au titre de discipline scientifique. Mais, il est vrai, que la science contemporaine, appuyée en cela par la philosophie de Canguihem, Foucault, et un certain structuralisme théoriciste (Althusser, Lacan, et leurs épigones), soutenu par les travaux des historiens de l'Ecole des Annales (Marc Bloch, Lucien Febvre, entre autres), a longtemps postulé un anti-humanisme comme condition effective d'une science coupée de toute idéologie philosophique. La métaphysique apparaissait, comme le sujet formel du droit, et la morale universelle de l'Homme abstrait, telle une construction superfétatoire, dangereuse pour appréhender les phénomènes objectifs de la santé, de l'histoire de la folie et de la raison, de la politique des normes et des normativités. Cet anti-humanisme a privé pendant un certain temps les médecins d'une philosophie éthique rigoureuse. Les retours dangereux de certains concepts religieux ont même tenu lieu de langage de sagesse pour certains scientifiques « new age ». La question se pose de savoir si les médecins peuvent faire la philosophie de leur discipline, en autonomie, en se passant de toutes références à des concepts et des logiques qui ont forgé l'inconscient et les problématiques de leur savoir. Il est clair que toute médecine est un savoir du monde, de l'Etre (au sens de Heidegger, c'est-à-dire qui recouvre la « *physis* » en oubliant l'Etre des êtres particuliers qui sont ceux de la *technè*, dans la domination de l'homme sur le monde). Elle est aussi une certaine tournure des sujets, une vision du monde, un pli dans le monde, un retour sur soi, une pensée qui a des contours d'ombre et des zones d'incertitudes nécessaires. C'est pour cela qu'il est nécessaire que le retour sur soi se fasse ailleurs que dans l'horizon purement technique, objectif, du regard médical, en remettant au jour de la conscience ce qui est délaissé du fait du geste épistémologique de la volonté de savoir médical. La nécessité de rechercher la philosophie absente ou inconsciente, ou cachée, ou introuvable, ou par trop positive, dans une pensée qui reprend les axiomatiques à l'œuvre dans les pratiques, permet aussi de se poser la question de ce qui se nomme « éthique » dans les discours des médecins. Nous avons vu plus haut les distinctions conceptuelles à faire entre déontologie, norme, ou règle professionnelle, et éthique. Une phénoménogie appliquée pourrait être ici très utile. De même qu'une esthétique de la médecine où le mal, la tératologie, l'étude des cas aberrants, feraient l'objet d'une analyse du sublime et de l'extraordinaire renvoyant à une perception du beau, du laid, informée par les regards des experts sur les corps ouverts à la visibilité poussée du diagnostic, des considérations sur les causes des mortalités et des souffrances à partir des planches, vignettes, dissections, anatomies, et autres imageries médicales. Si l'on veut éviter les empirismes vides et les spiritualités binaires moralisantes, la clarification sur l'intérêt spéculatif critique d'une philosophie de la médecine empêchera les confusions scientistes et les dérives religieuses sur le sens de la vie dans la cellule ou de la maladie dans les sociétés. Penser ce qui se nomme et se dit : « santé », « norme », « prescription », « diagnostic », « traitement », « soin », « suivi médical », etc., permet de mettre à jour les objets, les méthodes, les styles de la médecine. Car ces « collectifs de pensée »[43] traversent et travaillent les actions les plus anodines des techniciens du soin.

Quel part, sur un autre plan, pour l'affect, le vécu, le déterminant historique, le choix individuel, dans le quotidien de l'exercice de la profession ? Quel rôle joue le poids social, culturel, linguistique, familial, dans le travail des médecins et leur représentation de soi ? Sans parler de la culture ou des opinions religieuses, politiques, morales, qui peuvent infléchir une décision thérapeutique.

LES APORIES DE L'APPRENTI-SORCIER À L'ÈRE DE L'AUTOFONDATION DE L'ÉTHIQUE PAR L'INDIVIDU

Ce qui est sûr et qui fait l'aporie de la fondation éthique des sciences de la vie, c'est que la volonté de savoir et de maîtrise du vivant s'accommode mal avec les limitations et les normes internationales édictées par les *Déclarations* formelles pleines de bonnes intentions[44]. Et c'est justement au nom de ce qui est invoqué comme principe de liberté et de libre choix dans la recherche que le pire comme le meilleur peuvent être dès lors réalisés par l'homme, ce « plus que terrible animal », selon Sophocle. La bioéthique, si elle veut être réellement porteuse de valeurs et de sens universels concrets, devra donc s'affranchir d'une rhétorique formelle et s'attacher davantage à rapprocher les sciences des projets politiques et sociaux concertés et réellement ouverts à la discussion publique, afin d'éviter les hyperspécialisations non contrôlables et les gestions très spéciales de politiques peu regardant sur ce que l'homme fait à l'homme[45]. Il reste donc à définir ce qu'est l'individu pour qu'on puisse lui attribuer des droits imprescriptibles et à construire des pouvoirs réels pour s'opposer aux intérêts particuliers des sociétés et aux égoïsmes des sciences, aveuglées parfois par des volontés de pouvoir et de savoir trop dangereuses, quant aux applications possibles de leurs découvertes dans les domaines du vivant. Les définitions du vivant, de la vie, les responsabilités dites protégées (*pour* l'autre et non plus *devant* lui) engagent à une reconsidération du genre humain à partir non plus d'une théologie sacrée d'un mythe fondateur, mais, d'une considération nouvelle sur la capacité de l'homme à fabriquer du vivant et à faire de l'homme avec du vivant manipulé. Cette *anthropofacture* suppose un humanisme qui n'exclue pas les déclassés qu'il a déshumanisés pour mieux se distinguer et affirmer sa puissance obscure. L'énigme de la vie passe par l'épreuve de l'acceptation humble des vivants ne correspondant pas à nos classifications morales, positives, humanistes. L'éthique est à ce prix : préserver les droits du possible de l'homme et de la vie sans écraser l'une par l'autre. Cela renvoie à la violence originaire traversant l'histoire humaine et au sens que peut avoir pour nous l'excès de vie porté par le langage, les actes qu'il autorise ou non, et les savoirs qu'il ordonne en limitant les transgressions dangereuses.

---

[1] La « médecine » introuvable se constitue dans son discours et ses archives comme une clinique à peu près aussi indécise que les modèles de savoirs et de droit qui la supportent. On lira avec profit le beau livre de M. Foucault, *Naissance de la clinique*, PUF, « Galien ».

[2] Cf. M. Foucault, op. cit., les belles pages sur la visibilité de l'intérieur invisible et la logique de la taxinomie spécifique à la clinique : voir la maladie, la représenter, la cataloguer, la mettre au jour des yeux scrutateurs, des savoirs de la vie et de la mort, ceci est à l'origine d'un regard clinique qui saisit dans le vif la mort en travail, et, dans le mort, les signes de résistance à celle-ci. Bichat définira dans les *Recherches physiologiques sur la vie et la mort*, la dialectique de ce va-et-vient structurel.

[3] De Platon à Hegel, la philosophie définit l'activité du concept comme vie éternelle, remémoration subjective (réfléchie) du vivant par ce qui le meut, âme ou Esprit Absolu. Le vitalisme fut longtemps, de Bergson à Deleuze, de Leibniz à Spinoza, de Plotin à Schelling, un élément essentiel des sciences de la Nature. Le concept de vie a bien été analysé par G. Canguilhem dans *Le Normal et le pathologique*, PUF, « Quadrige ». Le rapport ambigu que l'époque entretient avec Nietzsche est un symptôme de cette impureté conceptuelle d'une vie tantôt prise comme existence, énergie biotique, complexe chimique, tantôt comme dynamique éidétique, logique phénoménologique, articulation dialectique de l'être, désir ou impulsion psychique, sens et signifi-

cation intellectuelle, quand ce n'est pas le nom d'une politique des rapports de force considérée comme naturelle. Il est difficile de séparer l'activité de la pensée réfléchie d'une pensée de la vie, du vivant pris dans la vie, réfléchissant ses savoirs de la vie sur elle-même.

4 La santé fut longtemps l'apanage de la religion, plus souvent que le positivisme « post-moderne » ne l'eût voulu, souvent anti- ou para-historique. Il suffit de relire le discours d'Eryximaque dans *le Banquet* de Platon. Celui-ci met son art sous la tutelle d'Apollon et des dieux de la terre et du ciel. Il s'agit de montrer que l'amour relève d'un cycle cosmique plus que d'une passion humaine assignable à une liberté de la volonté: l'éthique relève ici d'un savoir des éléments permettant les vraies et bonnes conjonctions corporelles...

5 Platon, *Phèdon*, 117d: « Criton, à Asclèpios, nous sommes redevables d'un coq »; le sacrifice du coq pour honorer le dieu de la médecine se redouble d'une allusion solaire à Apollon, dieu de la beauté et de la sagesse ordonnée.

6 Lire à ce sujet, Georges Canguilhem: « une somme évolutive de connaissances appliquées » in *Etudes d'histoire et de philosophie des sciences*, Vrin, Paris, 1994, pp. 413-428. Toute l'œuvre du philosophe et médecin Canguilhem peut être lue comme une réflexion sur les concepts importés de la médecine et de la philosophie, avec l'idée que l'activité philosophique relève d'une éthique du vrai, que Foucault reformulera dans son épistémologie.

7 Cf. les travaux du CERPHI (MR 5037 d'Histoire de la pensée classique, CNRS) et ceux du groupe « Philosophie et médecine » consultables sur le site suivant: http://www.cerphi.net/philomedecine/philomedecine.htm, dont nous tirons cette directive de recherche qui va dans le sens de cette étude:
« On voudrait par exemple s'intéresser aux ressources offertes par l'histoire et la conceptualisation philosophiques pour poser des questions relatives au phénomène de médicalisation de l'existence et aux normes morales et politiques qui l'accompagnent, la fondent et l'orientent. » Les études médicales seront de plus en plus confrontées à la question du sens de la guérison et de la pratique de soin dans une société-monde qui redéfinit les canons de la santé et les finalités de la vie.

8 Michel Foucault, dans son *Histoire de la sexualité*, t. 2 et 3, Gallimard, Paris, 1986, et, Pierre Hadot, dans ses *Exercices spirituels*, ont montré l'importance éthique des techniques d'existence (technè tou biou) propres à certaines philosophies platoniciennes et plotiniennes. Plus proche de nous, le rôle curatif de la raison philosophique assigné par Husserl à la résolution des « crises de l'Occident », ou, encore, la portée apaisante de la philosophie appliquée à la vie concrète selon Merleau-Ponty permet de comprendre les fonctions apaisantes de consolation et de sécurisation de l'activité spéculative. Les demandes de sens liées aux fractures et aux pertes de repères s'accompagnent toujours d'un regain de l'activité critique philosophique. Pour ne prendre que la philosophie inachevée de Merleau-Ponty, les analyses faites sur les passions du corps et la théorie sexuelle du désir chez Freud, dans sa thèse, *La phénoménologie de la perception* en 1945, ou l'analyse du dessin d'enfant, dans le dernier chapitre de *La prose du monde*, pour comprendre les entrelacs du visible et de l'invisible, lui permettent de lier une topique de la vision artistique avec une insertion du corps dans l'être du monde. La philosophie réconcilie le normal et le pathologique dans une mise à plat des différents qui les structurent et les opposent. Lire, pour comprendre les liens entre vie philosophique et politique des vérités, notre travail, Salim Mokaddem, *Foucault. Une vie philosophique*, éd. Théétète, Nîmes, 2004. L'articulation de la sagesse et du soin de l'âme, ou de la cure, demeurent des problématiques contemporaines.

9 Qu'on pense au cubisme analytique et aux modernes happening où des abattages d'animaux vivants sont pratiqués en public afin de recueillir des visions dynamiques et commotionnelles, et de susciter des sentiments d'excès dans le rapport affectif au vivant mortel.

10 Les corps de Vésale, ceux de Descartes, ou ceux présentés dans des planches faites après la découverte de la circulation complète du sang par Harvey au XVIIe siècle, ne sont pas les mêmes,

on s'en douterait. Ce qui apparaît avec le regard médical est la conjonction du vrai avec l'exact, et du réel avec le signifiant; toute une esthétique de l'horreur et du monstrueux naîtront de ces couplages maudits. Des fictions seront produites à partir de ces nouvelles visions dont une des plus populaires demeure encore le récit de Marie Shelley, *Frankenstein.ou le Prométhée moderne* de 1818.

11 La *Poétique* et la *Rhétorique* d'Aristote permettent de comprendre les fonctions psychologiques et cathartiques des tragédies mettant en jeu les passions humaines exacerbées jusqu'à la démesure.

12 Cf. la thèse de Elsa Dorin, *Au chevet de la Nation: Sexe, race et médecine (XVII-XVIII*e *siècle)*, Université de Paris IV, Sorbonne, 2004, inspirée pour partie des travaux « noso-politiques » de Michel Foucault, et, notamment, de son cours de 1976 au Collège de France, édité et publié par Seuil/Gallimard intitulé: « Il faut défendre la société ».

13 Séminaire de 1976 sur les biopolitiques sécuritaires cité dans la note précédente.

14 L'expression est de Sidi Mohamed Barkat dans son bel opus historico-philosophique, *Le corps d'exception*, éd. Amsterdam. On peut se référer au livre de Claire Crignon-De Oliveira et Marie Gaille-Nikodimov, *A qui appartient le corps humain?* éd. Les Belles Lettres, « Médecine et Sciences Humaines », 2004, pour réfléchir aux définitions du corps dans le droit, la médecine, la religion, et les statuts de celui-là dans l'histoire des pratiques et des savoirs.

15 L'enjeu est majeur: si on définit le corps comme matière, alors le matérialisme (organicisme, hylozoïsme, corporalisme, vitalisme, physiologisme, atomisme) qui s'ensuit pose la question de l'utilité d'un principe transcendant. A quoi bon en effet recourir à Dieu, l'âme, la Nature, ou l'énergie vitale, si le corps se comprend comme une machine autonome et systémique? Toutes ces questions travailleront les médecines et les pensées savantes du XVIIe siècle (Descartes, More, Hobbes, Gassendi) et déterminent alors deux formes au moins de médecine: une médecine de l'organe, s'appliquant à décrire le corps par la physiologie, l'anatomie, et une médecine fondamentale, cherchant à comprendre les éléments premiers de la machine corporelle, en s'attachant à expliquer le visible par l'invisible (les nerfs, les cellules, les tissus, la moelle épinière, les mouvements de la glande pinéale) qui meut les parties du corps. Un mixte de ces deux médecines apparaît, à la faveur du psychologisme cartésien et malebranchiste, et de la théorie de la force leibnitzienne: le corps est le signe de ce qui l'excède par nature, à savoir un conatus, une volonté vive, analogue à une force de mouvement ou d'inertie. La psychanalyse autant que la psychiatrie, à des niveaux différents, retiendra la leçon: lire, entendre, interpréter, le corps comme un langage plus ou moins symbolique. Ces deux disciplines auront au XIXe siècle deux formes générales d'action pour soigner le corps et l'esprit malades: se glisser dans la parole pour y entendre le corps affecté, ou, choquer et contraindre le corps pour en faire sortir les morbides matières. L'histoire entrelacée de ces deux disciplines dessine le profil du corps sain et pathologique ordonnant nos normalités rationalisées.

16 Ce motif de la purification ou du nettoyage par les passions appropriées aura son écho jusque dans la théorie freudienne de la « sublimation » des pulsions par les désirs d'objets autorisés et valorisés par la société. La formation médicale de Freud ne peut être passée sous silence pour comprendre les finalités de la psychanalyse. Ce qui pose la question du statut épistémologique de la psychanalyse et des modèles et procédures de « vérité » dont elle se recommande.

17 Bachelard, *Formation de l'esprit scientifique*, définit l'obstacle épistémologique comme ce qui freine, à l'intérieur ou à l'extérieur d'un corpus, l'avancée des vérités, « erreurs rectifiées ».
C'est Hegel, après Spinoza, qui systématisera le rôle dialectique du faux, du négatif, dans la constitution du vrai, de la connaissance réfléchie, et, non seulement, exacte.

18 Dans ce registre d'idée, on lira avec profit le travail suggestif de Dominique Lecourt, *Lyssenko.Histoire réelle d'une « science prolétarienne »*, Maspéro, Paris, 1976, rééd. P.U.F., Quadrige, 1995, et pour prolonger dans le champ éthique, le petit livre didactique du même

auteur sur les « Fondements imaginaires de l'éthique » (sous-titre), *Prométhée, Faust, Frankenstein*, Livre de Poche, Biblio Essais n° 4275, 1996.

[19] Anaxagore fut un maître vite abandonné de Socrate qui raconte, selon Platon, dans *l'Apologie de Socrate*, comment le Nous, l'esprit, de son maître lui semblant par trop éloigné de l'homme, fut délaissé au profit d'une quête sur l'énigme de la conscience réfléchie ignorante et sachant cette ignorance, sur ce pli qui fait que l'esprit n'est pas un os, pour reprendre Hegel (Préface au *Système de la Science*). Le platonisme inverse l'anaxagorisme : l'œil de l'âme regarde l'invisible avec la conversion du regard vers le visible de l'invisible, rendant aveugle pour mieux contempler le supra-sensible (*République*, VII). Toute la philosophie de Platon est une prophylactique de l'âme et une politique des corps ; il est impensable de penser la réception de Platon hors de cette médecine des corps. Par la suite, la pastorale chrétienne reprendra les thèmes du souci de soi sous le chef de la cure, avec les harmoniques qu'on lui sait dans le champ de la thérapeutique postopératoire.

[20] Il serait intéressant de reprendre, à la façon de Bachelard, les poétiques et les imaginaires des sciences et des techniques, depuis la Révolution et les Lumières, jusqu'à aujourd'hui, pour regarder les archétypes à l'œuvre dans les pratiques scientifiques. C'est le lieu de rendre hommage à un philosophe par trop ignoré du grand public et des milieux universitaires un peu coquets, Jean-Claude Beaune, qui a su montrer les logiques politiques et sociales des techniques et des machines du monde industriel naissant.

[21] Lire pour cela, Michel Foucaut, *Naissance de la clinique*, op. cit.

[22] Comme le révèlent les récents propos controversés du Dr Watson, prix Nobel de médecine en 1966, co-fondateur avec Crick du modèle hélicoïdal de l'ADN, sur les homosexualités naturelles et les infériorités intellectuelles des noirs américains ; sans parler, selon lui, de l'avantage qu'il y aurait à cloner des belles femmes pour que les frustrations érotiques soient comblées par les génétiques du vivant. Peut-on penser le désir indépendamment de l'économie sociale symbolique, de la construction imaginaire de l'objet désiré, et d'artefacts socio-politiques liés à des imaginaires et des structures psychiques non « naturels » ? Il est un point commun entre les pensées des médecines de la vie et les philosophies du vivant, résidant dans l'usage du jugement critique comme instrument précis de diagnostic et de révélation des impasses des savoirs et des techniques. La reconnaissance de ces points de fuite, ou d'impuissance, ou de limites, définit les conditions de la logique de la recherche dans les productions de savoirs.

[23] Leblond a ainsi intitulé un maître ouvrage sur le Stagirite, *La biologie d'Aristote*, éd. Aubier-Montaigne.

[24] Ce qui en fait, ironie du sort, en une époque qui n'en manque pas, un précurseur de la notion très controversée d'alicament, au sens où la diététique est une éthique et une heuristique fondée, non pas sur un fantasme de longévité et de jeunesse éternelle, mais sur une prévention et une thérapeutique des maladies réelles.

[25] Elle n'est plus le travail de la nature sur elle-même ; elle consacre le pouvoir du médecin qui aide à fabriquer des médicaments (pharmakoï) agissant sur les fonctions physiologiques du corps.

[26] La médicalisation progressive des actes de la vie courante se fera de plus en plus dans le temps jusqu'à la moderne prévision et anticipation pro-active de la vie comme jeunesse, identifiée avec la « bonne » santé, prolongée jusqu'à une mort invisible, cachée, obscène. Les « vieux » ne sont pas intégrables dans ce schéma. Manger, travailler, se laver, s'habiller, parler, penser, sont considérés alors comme des actes de santé quotidienne qu'il faut ordonner à la façon des examens de conscience des jésuites ou des rigoristes religieux.

[27] Idée très post-moderne que celle qui considère que de la théologie à l'analyse, la conséquence est bonne. Ce fut, en son temps, un des axiomes du livre de Deleuze et Guattari, *L'Anti-Œdipe*,

éd. Minuit. On trouve aussi cette remarque de Peter Sloterdijk, *Dans le même bateau*, éd. Rivages poche, 2007, que la psychanalyse serait la forme moderne de la théologie.
Logique similaire et bien articulée dans *l'Histoire de la sexualité* de Michel Foucault, notamment, dans le tome 1, *La Volonté de Savoir*, Gallimard, Paris. Ce qui suppose que les processus de soin empiètent sur des champs connexes qu'il est difficile de cerner dans la pratique : pour le patient, la maladie est un jugement ou un verdict, même si l'éthique du praticien l'oblige à un retrait hors de la sphère morale pour garantir la validité de son activité thérapeutique.

28 Pour ne prendre que l'exemple de John Locke, auteur politique et économiste important, le philosophe anglais apprit la médecine en 1658 à Christ Church, Oxford, alors qu'il était Master of Arts, et travaillera et écrira en 1667 avec le grand médecin anglais Sydenham, *De arte medica*, avant de devenir le médecin personnel de Lord Ashley, futur High Chancellor of England (1672). En 1675, il séjournera à Montpellier pour y étudier la médecine, et le cartésianisme.

29 Le vitalisme, le transformisme, le fonctionnalisme, jusqu'au darwinisme, au XIXe siècle, iront bon train, jusqu'à la naissance de la biologie et de la génétique contemporaine. Les savoirs ont une raison de naître et de persister ; les erreurs et les illusions aussi, indépendamment de l'histoire des « vérités », dont les logiques ne relèvent pas que de la pure épistémologie critique.

30 Où l'on retrouve la beauté de l'art du sculpteur ordonnée par Apollon, et la sagesse médicale d'Aesclepios, dans les généalogies de la philosophie socratique. Ces lieux communs, topoï, de la tradition antique du logos se retrouvent jusque très tard dans les « vérités » belles et bonnes de la vraie philosophie, entendue comme salut physique et moral de l'âme. La philosophie contemporaine fait même de la philosophie une technique d'existence propre à rendre la vie belle et bonne à vivre, comme on le voit dans le regain populaire de la recherche de sens par les lectures sauvages de philosophes ordonnés par le désarroi de la vie sans transcendance.

31 Le concept d'épistémé, développé par Michel Foucault, dans *Les mots et les choses*, Gallimard, 1966, signifie ici ensemble des énoncés de vérité et de savoir qui légifèrent dans le champ des sciences, des procédures de véridicité, et dans les pratiques discursives, à une époque donnée.

32 Pour une première approche, on lira le recueil de Dominique Lecourt, *Bachelard, Epistémologie, textes choisis*, P.U.F., Paris 1969.

33 La récente loi de février 2005 permettant à tous les enfants en situation de handicap (l'expression signifiant qu'ils ne sont plus définissables justement par ce handicap) d'être inscrits dans l'Ecole de leur secteur géographique, à l'instar des autres enfants, rétablit la prééminence de la dignité de leur humanité trop souvent recouverte par la clinique de leur maladie.

34 Cela permet ainsi de comprendre que les logiques qui ordonnent la médecine relèvent plus de la logique des fondements que de la simple chronologie historique : l'idéal régulateur et les paradigmes des pratiques deviennent des critères de la « modernité » de telle ou telle médecine, beaucoup plus que son appartenance épistémique située dans le temps d'une époque, même si les discours sont marqués par celle-ci. Cela fut l'objet, sur la méthode et le fond, d'une fameuse discussion orale entre Aron et Foucault, suite à la nature des discontinuités et des logiques dans la rationalité historique. Le débat entre structure et histoire ne traduit que trop lunairement la question des logiques du sens dans les transmissions des « vérités » historiquement situées.

35 Pour l'exemple du ratage dans la réception d'Aristote par le thomisme, et donc l'Eglise catholique romaine, et du malentendu qui produira deux Averroès, un latin (celui de la scolastique de Duns Scot et de Thomas) et un arabe (celui d'Avicenne et de Farabi), on lira Thomas d'Aquin, *Contre Averroès*, GF 713, Flammarion, 1994, Paris, dans la belle édition d'Alain de Libera. Et, du même auteur, « Pour Averroès », in *Averroès. L'Islam et la raison*, GF 1132, Flammarion, Paris, 2000, pp. 9-76.

36 Pour l'exemple, on pourra lire d'Hippocrate, *Sur le rire et la folie*, Petite Bibliothèque Rivages, pour y sentir le rôle de la mesure et les valeurs de l'accord entre le Tout et la partie.

[37] Hans Jonas, in *Le Concept de Dieu après Auschwitz*, Rivages poche/Petite Bibliothèque n° 123, part du constat de l'impuissance de Dieu face à la tragédie de la Shoah et considère que les catégories de la théologie concernant Dieu (la Sagesse, la Bienveillance, la Providence, etc.) doivent être amputées de celle qui faisait la caractéristique de l'onto-théologie, à savoir, la Toute-Puissance, puisque, si on persiste à croire en Dieu, et si on veut sauver son essence et son phénomène, il faut alors dire qu'il est impuissant pour justifier sa non-intervention dans le massacre d'innocents, et ainsi obtenir rationnellement la garantie de son innocence, donc de sa Bonté et de sa Justice. Ce qui pose la question de savoir ce que peut être un dieu impuissant sage, responsable moralement ou métaphysiquement, mais, non coupable du point de vue de sa volonté impuissante ou faible. La responsabilité médicale se pose dans les termes de l'aléatoire de son intervention qui rend la médecine, et le médecin, faillibles, impuissants dans les combats, jusqu'en un acharnement thérapeutique, entre héroïsme et sadisme, qu'ils mènent contre la mort et les maladies incurables. On peut dire alors qu'on croit en la médecine comme horizon de santé, comme d'autres croient en dieu comme horizon de salut.

[38] « Et dans l'impasse de la douleur physique, le malade n'éprouve-t-il pas la simplicité indivisible de son être quand il se retourne sur son lit de souffrance pour retrouver la position de paix ? » Emmanuel Lévinas, *Quelques réflexions sur la philosophie de l'hitlérisme*, Rivages poche/Petite Bibliothèque 226, Paris, 1997, p. 17. Il existe tout un pan de l'analyse phénoménologique, de Jan Patocka à Didier Franck, qui a thématisé particulièrement le corps en souffrance. La médecine cartésienne et la *Daseinanalyse* ont ceci de commun qu'elles conçoivent le corps comme une réponse ordonnée à des significations systémiques.

[39] Il serait intéressant de savoir comment les médecins se soignent entre eux et comment ils disent leur symptôme quand ils consultent leur homologue ou leur confrère, spécialisé ou non. Une sociologie du regard médical intra-professionnel, comme une analyse des discours des spécialistes entre eux serait au moins aussi intéressante que les travaux d'ethnopsychiatrie et les culturalismes naïfs de psychanalystes sauvages, au sens de *L'Anti-Œdipe* de Deleuze et Guattari.

[40] Le philosophe s'étonnera de la rémanence des rites médiévaux de charivari et de chahut de la part des étudiants de première année recalés aux concours dans les amphithéâtres de la Faculté de médecine. Il remarquera les rituels agonistiques liés aux futurs enjeux de vie et de mort, à la fonction thanatopoiétique, ou de conjuration de la mort par les épreuves du désordre institué dans l'enceinte de la salle de cours. Les perturbations du cours magistral fonctionnent comme autant de remparts et de protections contre l'impuissance, l'échec, la volonté de s'intégrer auprès des « anciens » étudiants, la revanche et les résistances des « aînés » à accepter les nouveaux « rivaux » arrivés dans l'Amphi, et, surtout, permet l'irréflexion conformiste d'engagement liée aux mécanismes de reconnaissance sociale. Le carabin démontre ainsi sa capacité de se donner totalement à l'ordre médical, à ses études, à ses logiques, en se soumettant symboliquement et en acte, par le jeu du mimétisme de la reproduction des incivilités et des niaiseries maladroites de potaches. Il est intéressant de remarquer que le groupe de carabins se veut anomique alors qu'il conforte le rituel répété sans même le modifier de l'intérieur. Les mêmes jeux de mots, les mêmes chansons salaces, la prévisibilité des remarques ou jeux de groupes, l'acceptation tacite des enseignants, les tolérances institutionnelles rehaussées au niveau symbolique du prestige des marques d'exception propre à la discipline exigée par les modes de recrutement et de sélection, tout cela donne à l'exercice du cours magistral d'Amphi de première année une théâtralité et une liturgie visant à faire accepter les logiques du pouvoir de la clinique et à conjurer les silences tragiques des impuissances de la science médicale. Le philosophe reconnaîtra ici les manifestations les plus patentes de la peur d'être seul face au vide de la finitude : malgré ses vœux les plus volontaristes, la mort demeure l'horizon de la vie du futur médecin, et, l'Impossible disparition de la maladie grave ou de la mort borne ses prétentions de domination totale et de toute-puissance sur le vivant. Les bizutages ont aussi ce rôle

de préparer les affects des initiés en les désaffectant de toute sensibilité immédiate incontrôlée afin d'inhiber les processus classiques émotionnels.

41 Lire les articles 1, 2a et b, 11, 12a et b. On complétera avec la lecture prospective et kantienne de l'article 3 de la Déclaration universelle sur la bioéthique et les droits de l'homme du 19 octobre 2005 : « Les intérêts et le bien-être de l'individu devraient l'emporter sur le seul intérêt de la science ou de la société ».
Le devoir-être fait référence au *Sollen* de la maxime de l'impératif catégorique kantien formulé dans les *Fondements de la métaphysique des mœurs.*

42 Cf. L. Fleck, *Genèse et développement d'un fait scientifique,* Les Belles Lettres, 2005.

43 Si le génome humain, en un sens symbolique, comme le dit la Déclaration universelle sur le génome humain et les droits de l'homme du 11-11-1997, article 1, est le patrimoine de l'humanité (sic), on peut se demander qui gère le patrimoine si ce n'est l'individu, comme le réaffirme l'article 3-2, de la Déclaration universelle sur la bioéthique et les droits de l'homme du 19-10-2005 : « Les intérêts et le bien-être de l'individu devront l'emporter sur le seul intérêt de la science ou de la société ». Et si ce dernier est souverain, qui éduquera ses désirs et ses volontés, sinon lui-même ? On voit le cercle aporétique et les limites de cette autofondation du droit et de la bioéthique.

44 Nous reprenons ici la belle expression faisant le titre d'un livre essentiel de Myriam Revault d'Allonnes, *Ce que l'homme fait à l'homme,* Seuil, Paris, pour comprendre ce qu'est le mal politique au XXe siècle. Le dernier opus de la philosophe aborde la question de la compassion et de la justice en politique. Il est vrai que trop souvent les questions bioéthiques sont ramenées à des questions compassionnelles d'indignation ou de réprobation qui empêchent l'application raisonnée et modérée du jugement équitable et instruit.

2 | LA SANTE ET LE DROIT

François VIALLA

Une première question liminaire se pose dans l'abord des thématiques juridiques appliquées aux activités de soins. Le droit médical, et plus largement le droit de la santé constitue-t-il une matière autonome du droit ? La discipline se situe, en effet, au confluent de domaines divers, au « *confluent de deux humanismes* » écrivait le Doyen René Savatier[1] :
- Le droit, d'une part
- La santé/La médecine, d'autre part.

Au sein même du droit, il emprunte à des horizons épars, le droit public et le droit privé, mais encore à des disciplines « *frontalières* », l'Économie, la sociologie…

Le droit de la santé serait, donc, une discipline juridique appliquée à une activité humaine : l'activité de santé.

Une telle approche, particulièrement large, nécessite quelques précisions terminologiques et, notamment, que soient précisées les notions de Droit et de Santé.

Le droit est classiquement entendu comme un « *Mécanisme d'encadrement du fait social* » (Durkheim). Mécanisme d'encadrement le droit est une structure, un cadre, un outil de régulation des rapports sociaux, généraux ou particuliers. Il convient, alors, d'envisager le fait social qui nous préoccupe ici : la santé.

Là encore, le constat doit être dressé du caractère large de la notion qui confine à la vie, à la maladie, à la mort… mais qui concerne aussi les relations praticiens/patients, les relations établissements de santé/patients…

Le terme *Santé* est d'un abord délicat lorsque l'on cherche à le définir[2].

À l'issue du second conflit mondial une approche nécessairement subjective et individualisée de la santé a été choisie, approche qui renoue avec la tradition hippocratique dans laquelle la relation médicale était binaire. La

Constitution de l'Organisation Mondiale de la Santé, qui date de 1946[3], fut l'occasion de proposer une définition de la santé :

> « *La santé est un état de complet bien-être physique, mental et social et ne consiste pas seulement en une absence de maladie ou d'infirmité. La possession du meilleur état de santé qu'il est capable d'atteindre constitue l'un des droits fondamentaux de tout être humain quelles que soient sa race, sa religion, ses opinions politiques, sa condition économique ou sociale.*
> *La santé de tous les peuples est une condition fondamentale de la paix du monde et de la sécurité. Elle dépend de la coopération la plus étroite des individus et des États.*
> *Les résultats atteints par chaque État dans l'amélioration et la protection de la santé sont précieux pour tous.*
> *L'inégalité des divers pays en ce qui concerne l'amélioration de la santé et la lutte contre les maladies, en particulier les maladies transmissibles, est un péril pour tous.*
> *Le développement sain de l'enfant est d'une importance fondamentale : l'aptitude à vivre en harmonie avec un milieu en pleine transformation est essentielle à ce développement.*
> *L'admission de tous les peuples au bénéfice des connaissances acquises par les sciences médicales, psychologiques et apparentées est essentielle pour atteindre le plus haut degré de santé.*
> *Une opinion publique éclairée et une coopération active de la part du public sont d'une importance capitale pour l'amélioration de la santé des populations.*
> *Les gouvernements ont la responsabilité de la santé de leurs peuples : ils ne peuvent y faire face qu'en prenant les mesures sanitaires et sociales appropriées.* »

La santé est donc un tout qui ne se limite pas à une dimension, une acception physique. Le Doyen Auby, quant à lui, définit la santé comme « *l'état d'une personne non atteinte de maladies ou d'imperfections organiques ou fonctionnelles susceptibles de limiter son activité physique ou mentale* ».

On constate alors une certaine unanimité pour considérer la santé comme un état, c'est-à-dire une situation donnée, celle d'un individu, d'une personne considérée non pas collectivement mais en tant qu'être, que sujet.

Le droit de la santé peut, alors, être entendu comme « *l'ensemble des règles juridiques applicables aux actions de santé* » (Doyen AUBY). Dans cette acception l'étude dépasse le droit de la santé humaine. Elle doit aborder les rives de l'activité pharmaceutique et des produits de produits de santé, celles de l'environnement, de la santé animale[4].

Une certitude perdure par-delà la délimitation même de la matière du « droit de la santé », sa connaissance s'impose aujourd'hui. Comme l'écrivait le Doyen Péquignot :

> *« L'ignorance en matière de législation sanitaire et sociale et d'éthique médicale n'est pas permise au médecin. Un médecin qui commence son exercice professionnel doit savoir avec précision dans quel réseau d'obligations légales et réglementaires il devra exercer sa profession... ».*

Pourtant le soignant comprend souvent mal comment la relation de santé nouée avec son patient peut faire naître des obligations juridiques, et non seulement éthiques, et comment un non sachant (le juriste) peut lui en imposer le respect par l'éventuelle application d'une sanction. Longtemps l'académie de médecine refusera l'idée d'une responsabilité médicale autre que morale. L'explication de cette opposition apparente peut être trouvée dans la conception même de la norme, laquelle se révèle souvent différente entre Juriste et Médecin. Comme le remarque le Doyen Savatier :

> *« L'un connaît la loi sous l'aspect de la loi biologique l'autre sous l'aspect de la loi civile. Ainsi le premier s'affronte à la loi tandis que le second l'applique et la défend ».*

Les raisonnements juridiques et médicaux seraient alors incompatibles :
- La Santé relevant de l'aléatoire ;
- Le Droit relevant du dogmatisme et de l'impératif.

Juriste et médecin n'ont apparemment pas le même critère de normativité :
- En médecine la norme, le normal, survient du prévisible du possible ou du souhaitable.
- En droit : le prévisible, le souhaitable, le possible ne font pas la norme : cette dernière provient d'une volonté du corps social.

En un certain sens, la médecine connaîtrait une normativité non juridique.

Notre étude sera nécessairement réduite, en ce que nous n'envisagerons que la question du droit applicable à la relation de soins Praticien/Patient. L'abord du soin étant, d'ailleurs, fort complexe, ambivalente voire ambiguë en droit. Là où, en effet, la langue anglaise distingue CARE & CURE, nous utilisons le mot soin(s) pour évoquer l'acte thérapeutique et le prendre soin. Or il existe, en droit notamment, des soins non-thérapeutiques tels les soins d'Hygiène ou les soins mis en œuvre pour pallier l'absence de thérapeutique (palliatifs).

Au nombre des difficultés initiales auxquelles sont confrontés juristes et médecins dans l'abord de la relation de soins figure, notamment, la question du choix entre une conception individualiste ou collective de la santé.

La première, souvent considérée comme héritière de la tradition hippocratique[5] est assise sur une relation personnelle basée sur la confiance (« *une conscience rencontrant une confiance* »). Cette relation binaire, médecin – patient, a été qualifiée de « *colloque singulier* ».

L'évolution de la médecine cependant conduit, sinon à remettre en cause, du moins à adapter de telles considérations. La technicité accrue, l'existence d'un écran technique, la spécialisation ont fait enter l'activité de santé « *dans l'ère de l'équipe et de l'équipement* » (Savatier). Le colloque singulier est, à certains égards, devenu *colloque pluriel.*

La seconde conception, collective, prend en compte et traduit les aspects institutionnels de l'activité de santé (santé publique, prévention, Droit des institutions hospitalières, Planification, Sectorisation, Protection sociale, Aspects organisationnels…).

L'ambivalence de la matière est alors flagrante. De l'existence et de la reconnaissance des aspects individuels et collectifs naît un constat, celui de la double appartenance du droit de la santé à la sphère du droit privé et à celle du droit public.

Il convient alors de rechercher quels sont les fondements de la relation de soins unissant Médecins & Patients, voire Établissements (*hospitalis domus*) & Patients. On constate alors que ces fondements juridiques ont profondément évolué.

A l'origine une dimension mystique ou quasi mystique est l'assise de la relation. Dès lors, la prise en charge, le soin ont pour fondement la Charité. L'accès aux soins confine alors au Droit Naturel. Pour autant d'autres considérations peuvent aussi se faire jour dans la prise en charge charitable[6].

Les philosophes des Lumières ne rejetteront pas cette justification de la prise en charge et de l'acte de soins comme acte charitable. Ainsi Rousseau (L'Emile 1762) écrit-il :

> « *Je ne me chargerais pas d'un enfant maladif et cacochyme, dût-il vivre quatre-vingts ans. Je ne veux point d'un élève toujours inutile à lui-même et aux autres, qui s'occupe uniquement à se conserver, et dont le corps nuit à l'éducation de l'âme. Que ferais-je en lui prodiguant vainement mes soins, sinon doubler la perte de la société et lui ôter deux handicaps pour un ? Qu'un autre, à mon défaut, se charge de cet infirme, j'y consens et j'approuve sa charité ; mais mon talent à moi, n'est pas celui-là : je ne sais point apprendre à vivre à qui ne songe qu'à s'empêcher de mourir.* » !

Progressivement la prise en charge va entrer dans la sphère de l'action de la puissance publique et la Charité deviendra Assistance, puis Assistance Publique. Il sera alors question de savoir si la santé constitue ou non un service public ?
On peut alors remarquer avec DEMICHEL qu'il

> «*…ne s'agit évidemment pas de se demander si la santé est matériellement un service public, ce qui n'aurait pas beaucoup de sens, car la santé est un état ; non une activité. Mais on doit se demander si l'activité sanitaire, c'est-à-dire celle qui tend précisément à procurer l'état de santé, est une activité de service public* »[7] .

Par la suite les praticiens s'approprieront la prise en charge en considérant que l'acte leur incombe et qu'il constitue pour eux le premier des devoirs professionnels (*Deontos logos*).

Enfin, et de manière plus récente, les bénéficiaires de la prise en charge, les patients, obtiendront que soient reconnus législativement, des droits subjectifs des malades. Ceux-ci constitueront, dès lors, le fondement nouveau de l'acte au travers, par exemple, de la notion de Droit d'accès au soin et de celle (constitutionnellement reconnue) de droit à la protection de la santé.

Charité, Assistance, Devoirs, Droits sont successivement des fondements identifiés de l'acte de soins ; chacun perdure aujourd'hui encore, même si la charité et l'assistance ont tendance à s'effacer devant le concept de devoirs professionnels et surtout devant celui de droits des personnes. Notons enfin que dans les textes récents (loi du 2 janvier 2002 rénovant l'action sociale et médicosociale et loi du 4 mars 2002 relative aux droits des malades et à la qualité du système de santé) est apparue de manière forte la notion de solidarité nationale (handicap de naissance, indemnisation de l'aléa médical, compensation du handicap…), qui traduit peut-être une évolution contemporaine de la charité de l'assistance voire de la fraternité.

Ayant brièvement abordé la question de l'évolution des fondements de l'acte médical, il convient d'en cerner les contours (I). Quelle approche le droit a-t-il de la notion même d'acte médical et quels sont les participants à cet acte. Ces parties à l'acte de santé sont les praticiens, dont il conviendra d'aborder les droits et devoir (II) mais aussi les bénéficiaires, patients devenus acteurs de leur santé, qui disposent aujourd'hui de droits consacrés et codifiés (III).

I/L'Acte Médical
II/Les droits et devoirs des professionnels de santé
III/Les droits des patients

I/L'APPROCHE JURIDIQUE DE L'ACTE MÉDICAL

Juridiquement entendu l'acte médical est d'un abord particulièrement délicat. En effet, la « *notion de l'acte médical s'est modifiée au point de rendre cette définition difficile* » comme l'établissent les auteurs du Traité de Droit Médical en 1956 (Auby, Péquignot, R. Savatier, J. Savatier, Traité de droit médical, Litec 1956, p. 11, n° 1).
Abordant la définition même de l'acte ils précisent que

> *« l'acte médical est celui qu'un homme qualifié pose en vue de guérir autrui. Depuis que le médecin s'est clairement distingué du thaumaturge et du mage par le caractère scientifique de ses interventions, il faut ajouter que l'acte posé en vue de guérir n'est un acte médical que s'il repose sur l'usage, au moins apparent, de connaissances biologiques unies à une technique appropriée ».*

Cette définition juridique de l'acte médical est essentielle en ce qu'elle demeure d'une parfaite actualité.

Tout d'abord, l'acte est celui d'un « *homme qualifié* ». Cet élément est essentiel mais, isolé, il serait aujourd'hui insuffisant. De nos jours, la qualification dont il s'agit prend la forme d'un parcours d'études supérieures, de l'obtention de diplômes, de certificats. Tout contrevenant s'exposant à des poursuites pour exercice illégal de l'activité. La qualification est parfois appréhendée sur un plan moins objectif. Subjectivement entendue, elle prend la forme de contrôles ordinaux, par des pairs donc, de la moralité, de la confraternité du praticien.

Les auteurs remarquent implicitement que la qualification requise a évolué, comme la médecine elle-même. Longtemps, en effet, le lien Praticien-Patient eut une dominante mystique ou quasi mystique. Le mythe d'Esclapios est, à ce titre, particulièrement évocateur. Cette relation de profane envers un initié est progressivement devenue un lien d'ignorant envers un savant (R. Savatier). La formule d'Ambroise Paré « *je le pansais Dieu le guérit* » en est l'une des traductions. Tant que perdurera ce lien, où le soignant est l'intercesseur d'une puissance divine, l'approche juridique, en terme de responsabilité médicale par exemple, sera biaisée.

Mais précisément, « *le médecin s'est clairement distingué du thaumaturge et du mage par le caractère scientifique de ses interventions* » et la médecine *de révélée* est devenue science, apprentissage, technique...

Dès lors, l'homme qualifié est devenu homme de l'art usant de *connaissances biologiques unies à une technique appropriée.*

Les auteurs du Traité encourent cependant une critique lorsqu'ils évoquent l'hypothèse selon laquelle cet usage pourrait n'être qu'apparence, qu'artifice. Si cette assertion était validée cela conduirait à considérer que les rituels scientifiques (chers à Molière mais présents aussi dans Astérix en Helvétie) ont remplacé les rites religieux, sans pour autant que n'ait évolué l'acte lui-même.

La question de la technique appropriée est essentielle, à la fois ancienne et très contemporaine. Ces règles *de arte* sont susceptibles de différentes approches.

On peut tenter de résumer la position originelle par l'idée suivante : la médecine est un Art, l'œuvre est unique qui ne peut être imitée ou contrefaite, *du pareil au même* n'a pas cours dans la relation de soins !

L'acte médical serait le fruit, l'*opus,* de l'art du praticien. L'art dont il s'agit sert alors de paravent, voire de refuge, à nombre de professionnels pour justifier aussi bien le caractère aléatoire du résultat que la liberté dans le choix des modalités d'un acte.

Une telle acception de *l'art et de l'œuvre,* fort ancrée dans l'inconscient médical, conduit à penser qu'en matière de prise en charge du patient tout est individuel et que rien n'est normalisable.

Cette dimension individualiste, anthropocentrique, figurerait dans les textes de droit positif. Ainsi les articles L 1110-1 et suivant du Code de la santé publique véhiculent indéniablement une telle acception du soin centré sur l'individu. Cette proposition selon laquelle l'individualisation de l'acte, reconnu comme un des droits du patient[8], empêcherait toute réflexion collective voire normative, est cependant basée sur des prémisses fragiles.

De nombreuses contradictions peuvent être relevées à l'encontre de la position faisant de l'individualisation de la prestation un principe "inviolable et sacré" ne souffrant aucune exception.

De première part l'acception de la médecine conçue comme un art ne doit pas faire oublier que l'art dont il s'agit peut, dans une approche étymologique, être défini comme la *manière de faire une chose selon une certaine méthode*. Comme le rappelle Brassens le talent nécessite une part de technique pour accéder à « *l'art* » [9].

Dès lors, l'art médical implique aussi une dimension de maîtrise technique et, donc, une confrontation, un partage des dites techniques. La mise en commun permet alors l'érection de règles : *les règles de l'art,* que l'on peut aussi nommer données acquises ou connaissances avérées !

De seconde part, l'évolution de la science médicale va bouleverser la relation soignant-patient. La technicité croissante nécessite la pratique en équipe et le recours systématisé à l'équipement[10]. Fort de ce constat, Savatier nous dira que la relation de soins devint alors celle d'un *ignorant envers un savant.*

On notera que le patient demeure présenté comme en état d'infériorité[11]. Infériorité assurément, mais désormais dénuée de tout mysticisme. Le patient est réintroduit en tant que sujet, et non comme objet, dans la relation de soins. De patient, il (re)devient agent.
Dès lors,

> « *inclure le malade dans l'analyse de cette relation amène immanquablement à étudier le conflit des normes professionnelles et profanes dans lequel se déroule la relation d'influence entre le malade et le médecin* »[12] .

Concomitamment à l'évolution de la relation soignant-soigné s'est naturellement transformé l'acte médical lui-même dont la technicité s'est considérablement accentuée.

Entrant dans l'ère de la science, dans celle de l'équipe et de l'équipement, le médecin va redécouvrir le grain de sable : le patient, devenu agent et, donc, partenaire central de sa prise en charge. Il découvre encore la responsabilité engagée du fait de sa pratique.

Exerçant des responsabilités le médecin est responsable civilement de ses actes.

La "*découverte*" du contrat de soins, puis celle du contrat d'hospitalisation et de soins, fait entrer le soignant dans l'ère, non plus des devoirs, mais des obligations, de science et de conscience.

Si l'humanisme médical est *atemporel* mais teinté de subjectivité, la science médicale semble, quant à elle, susceptible d'être objectivement appréciée tout en étant chronologiquement bornée.

Cette approche objectivée de la science médicale se fera à l'aide des concepts de « *données acquises de la science* », de « *données actuelles de la science* » et, depuis la loi du 4 mars 2002, de « *connaissances médicales avérées* » [13]. Cette approche de la science médicale combinée à l'évolution de la médecine[14] provoquera, nous l'avons vu, une mutation du colloque qui de singulier devient pluriel.

Une dimension plus collective de la prestation se fait jour, elle permet au praticien d'être moins isolé dans la décision.

Ce phénomène cependant n'est pas nouveau.

Les travaux de Joseph Shatzmiler et de Michael Mac Vaugh démontrent qu'au moyen âge s'est déroulée une *Médicalisation de l'activité*. Le terme est utilisé par ces auteurs pour désigner ainsi « *une certaine institutionnalisation et professionnalisation de la médecine, dans ses aspects à la fois théoriques et pratiques* ».

La première normalisation est celle de l'organisation d'un curriculum d'études[15].

Sur le terrain particulier des recommandations de pratiques médicales ou chirurgicales, des historiens montrent le caractère ancien des questions que nous nous posons aujourd'hui. Pour être actuelle et brûlante la question des recommandations ne présente pas d'originalité manifeste.

Comme le rappelle C. Christiani[16],

> « *depuis le XIII*e *siècle, la compétence doctrinale, acquise et légitimée auprès des institutions universitaires, est la base de l'autorité nouvelle et du prestige plus solide qui permettent au médecin de se mouvoir par ses conseils dans des domaines parfois éloignées de son subiectum propre et spécifique.* »

L'auteur rappelle que le *subiectum* du savoir médical est « *le corps humain en tant qu'il peut être guéri* ».

La mission du médecin, selon Madame Christiani, dépasse en la matière sa relation au patient. Elle englobe un rôle envers ses confrères mais encore à l'égard d'autres *experti et probi viri* tels que les juges, les fonctionnaires urbains (hôpital), les prêtres et inquisiteurs…

Dès lors le médecin se doit d'être détenteur d'un savoir dépassant la doctrine médicale « *à laquelle s'agrègent des compétences variées, plus spécialisées et subsidiaires* (arts libéraux astrologie, alchimie, art culinaire, remèdes et aspects de l'activité thérapeutique populaire…»

Le médecin est parfois présenté comme une « *encyclopédie spécialisée* ».

Les règles, les normes comportementales attendues du médecin dans son rôle de soignant et de conseiller de son patient et de ses pairs, vont naître de cette évolution de la médecine à compter du XIIIe siècle.

Comme le remarque C. Christiani c'est par

> « *ce dense réseau de conseils demandés, écrits et échangés avec d'autres praticiens experts, que s'étend progressivement le rayon d'influence du médecin savant* ».

Le médecin dépasse alors la capacité de donner des conseils[17] pour acquérir celle de les recevoir ! C'est à cette époque que

> « *les médecins eux-mêmes producteurs et destinataires de conseils "techniques" de arte, reçoivent des directives d'autres ou s'auto-prescrivent – dans le circuit de leur propre communauté scientifico-professionnelle – des conseils et des suggestions de morale et de comportement (relatifs entre autres, précisément à l'art de donner des conseils)* ».

Conseils et suggestion, autant de termes qui ne sont pas sans lien et avec celui, contemporain, de *recommandations* de bonnes pratiques !

Certes les sujets de préoccupation d'alors sont assez différents de ceux aujourd'hui abordées et tiennent, notamment, aux recommandations liées à la pastorale. Le souci majeur consiste dans le bon *exercice chrétien* de la médecine. Ce sont des règles normatives et contraignantes qui sont édictées et dont les principaux objets sont le salut de l'âme du médecin mais aussi les prérogatives respectives du prêtre et du médecin[18]. Le qualificatif de *normes* paraît exact soit parce qu'elles sanctionnent par les statuts des corporations et des *Collegia medicorum* soit par les règles de droit canonique. Au-delà des sujets liés à la pastorale, les rapports quotidiens du médecin avec le patient, ses proches ses confrères et assistants sont objets de règles.

Les travaux les plus connus en la matière sont probablement ceux de Henri de Mondeville qui souhaite selon ses termes « *instruire ses confrères* ». De fait, se sont les médecins tout autant que les chirurgiens *litterati et rustici* ainsi que les charlatans qui sont visés. Pour Mondeville, il s'agit de permettre au chirurgien de bénéficier d'une vrai *doctrina* relative aux actes de son art mais aussi relative aux comportements professionnels à adopter[19].

Le débat contemporain autour des recommandations et des références médicales prend un tour moins original lorsque l'on a conscience qu'il est, de fait, aussi ancien que la médecine elle-même.

Il reste cependant à aborder l'approche juridique des données acquises de la science, des connaissances médicales avérées tant dans leur nature que dans leur régime et leurs forces contraignantes.

L'abord des données acquises de la science médicale est délicat dans la mesure où l'acquis, qui s'oppose à l'inné, donne le sentiment que ces données sont bâties sur des fondations stables sinon pérennes. L'intime conviction, qui est parfois un outil de droit, n'a rien à faire en la matière et il faut établir du "*solide*" du "*scientifiquement établi*" du "*prouvé*" du "*randomisé*". Nous sommes loin, dès lors, de l'œuvre, de l'art médical où l'artiste n'agit qu'au gré de son inspiration.

Il convient dès lors de mettre à disposition des soignants des outils de normalisation des pratiques qui sédimentent et fixent pour un temps les connaissances médicales.

Pour ce faire, on recourt aisément aux publications scientifiques. Mais la connaissance des réalités du quotidien de la pratique médicale conduit à rechercher des modes moins "*contraignants*" et plus accessibles des connaissances médicales. On tente d'élaborer du *prêt-à-porter, du consommable, du facilement accessible*. Naissent alors les RMO, les recommandations...

Des Autorités, qualifiée de *Hautes* ou *d'Indépendantes*, ANAES, HAS, mais aussi CCNE sont en charge d'émettre un *critérium* de ce que sont un jour les connaissances. Certains s'interrogent alors et se demandent si ces autorités ne deviennent pas de véritables oracles de la science médicale[20] ?

Sans entrer dans le détail des modes d'élaborations divers et variés des Recommandations de Bonnes Pratiques[21], notons que ces autorités sont en charge non seulement d'évaluer l'état des connaissances à un moment donné, mais aussi parfois d'émettre un bornage entre le possible et le souhaitable.

Les normes ainsi élaborées sont loin de la neutralité souvent affichée par leurs auteurs.

Se pose alors, au-delà de la question de la valeur juridique des recommandations, la question de la responsabilité des dites autorités dont elles émanent. Se pose aussi la question de leur opposabilité et de leur intensité.

Les questions particulières de l'autorité et de l'opposabilité, tout comme celle de la responsabilité, intéressent alors nombres de juristes. Les spécialistes de droit administratif se demanderont si la recommandation est une décision faisant grief qui serait susceptible de recours de la part de l'administré auquel on l'oppose? Le spécialiste de droit de la sécurité sociale abordera la question sous l'angle du contrôle des praticiens. Le juriste de droit de la responsabilité étudiera, par exemple, les recommandations en tant qu'éventuelle cause d'exonération[22].

L'objectif de normalisation se situe cependant dans un ordre infra-juridique, pour tout dire factuel, et les juristes savent combien il est délicat de figer le fait.

Dans ce contexte, voire ce risque, de normalisation des pratiques, l'outil original de *l'Evidence Base Medicine* se révèle du plus grand intérêt. La médecine basée sur la preuve intègre en effet plusieurs facteurs : une analyse clinique pertinente tout d'abord, une évidence tirée de la littérature scientifique mais aussi une identification de la demande du malade. Dès lors, l'outil que constitue *l'Evidence Base Medicine* conduit à une mixité d'élément collectifs et normatifs combinés à une individualisation basée sur la demande d'un patient déterminé. On peut alors se demander si ce mécanisme ne contribue pas à un retour, quelque peu inattendu, à la relation binaire hippocratique.

Au-delà du débat sur des nécessaires implications et responsabilisation du patient dans l'approche des concepts de données acquises de la science et de connaissances médicales avérées se pose la question de la durée de vie des dites connaissances. À l'occasion de la conférence inaugurale prononcée en 1983 devant le CCNE, le Président Mitterrand avait pu insister sur le caractère effréné des progrès scientifiques :

> « *La science avance plus vite que l'homme... et la réintroduction de l'être humain en son sein, par ce qui fait son essence – c'est-à-dire sa parole, ou plus juridiquement sa volonté – apparaît comme une nécessité, car le consentement est le signe de la personne, donc de l'humanité* ».

Dès lors, l'obsolescence des connaissances menace et risque de condamner à l'autodafé périodique les ouvrages médicaux. On assisterait alors à une remise en cause des certitudes médicales et scientifiques et à la naissance du doute systématisé en modèle.

Loin d'être un mythe l'encadrement normatif des pratiques est donc une réalité. Réalité d'ailleurs initiée par la loi et, notamment par l'article 16-3 du Code civil, qui traduit les principes anciens d'indisponibilité et d'inviolabilité du corps humain.

Le texte, issu des lois de bioéthique de 1994, prévoyait originellement qu'il ne peut être porté atteinte au corps humain que dans un but thérapeutique. La justification exclusivement thérapeutique faisait naître un doute, voire une suspicion, sur la licéité de certains actes (contraception chirurgicale – sic –, circoncision rituelle, médecine ou chirurgie "*cosmétique*"...). Modifié en 1999 puis en 2004 le texte (Art. 16-3 C. civ) dispose aujourd'hui :

> *Article 16-3 du Code civil : « Il ne peut être porté atteinte à l'intégrité du corps humain qu'en cas de nécessité médicale pour la personne ou à titre exceptionnel dans l'intérêt thérapeutique d'autrui.*
>
> *Le consentement de l'intéressé doit être recueilli préalablement hors le cas où son état rend nécessaire une intervention thérapeutique à laquelle il n'est pas à même de consentir. »*

On remarquera ici l'ancrage volontairement subjectif de ce texte.

Sujet de droit capable, le patient prend des décisions. Rappelons que le droit français des incapacités connaît avant tout des incapacités d'exercice et, très rarement, accessoirement des incapacités de jouissance.

Après avoir cerné les contours juridiques, encore imparfaits, de l'acte médical il convient d'aborder la question des droits, mais aussi des devoirs, des acteurs de l'acte le praticien, d'une part, le patient, d'autre part.

II/LES DROITS ET DEVOIRS DES PROFESSIONNELS DE SANTÉ

Dans la mesure où il n'entre pas ici dans notre propos la recherche de l'exhaustivité, nous aborderons une question essentielle qui consiste à envisager les garanties offertes au praticien, en terme de droits et de liberté, dans l'approche et la réalisation de l'acte.

La question se pose, notamment, de savoir si la *liberté thérapeutique,* reconnue au praticien, peut constituer un point d'équilibre, offert aux hommes de l'art face au renforcement des droits et liberté du patient.

La liberté fait l'objet, dans le Dictionnaire Littré, de vingt-quatre entrées distinctes. Nous retiendrons, notamment :
- 9° *pouvoir d'agir ou de n'agir pas.*
- *10° terme de philosophie. Libre arbitre, faculté qu'à l'homme de se décider comme il lui convient.*
- *13° absence de contrainte.*

La liberté ici envisagée est la liberté thérapeutique[23] reconnue comme principe fondamental de l'activité médicale.

Peut-il exister pour le médecin, le soignant, l'homme de l'art un pouvoir de choisir en action et abstention qui serait opposable à son patient ?

D'ores et déjà on entrevoit une ambivalence de la notion :
- Liberté entendue comme circonscrite au choix thérapeutique : liberté de prescription
- Liberté de plus grande amplitude pouvant conduire au refus de soigner : liberté de soigner

Cette ambivalence peut être décelée dans certaines publications de l'Ordre National des Médecins[24]
Le CNOM remarque en effet qu'

> « *Il faut désormais distinguer deux concepts : l'indépendance matérielle du médecin bornée par les nouvelles modalités d'exercice et l'autonomie de la décision médicale à présent encadrée par les contraintes réglementaires et/ou économiques.* ».

Cette liberté présentée dans le Traité de droit médical comme une base matricielle, comme le principe fondateur, de la médecine traditionnelle est aussi reconnue comme un principe déontologique fondamental. Elle est, à ce titre relayée par la loi et figure, notamment, à l'article L 162-2 du Code de la sécurité sociale.

Sur le plan de la déontologie on notera que l'Article R4127-5 du CSP précise que

> « *Le médecin ne peut aliéner son indépendance professionnelle sous quelque forme que ce soit.* ».

En conséquence de son indépendance le praticien est reconnu comme libre de ses prescriptions. L'article R4127-8 du CSP précise que

> « *Dans les limites fixées par la loi, le médecin est libre de ses prescriptions qui seront celles qu'il estime les plus appropriées en la circonstance.*
> *Il doit, sans négliger son devoir d'assistance morale, limiter ses prescriptions et ses actes à ce qui est nécessaire à la qualité, à la sécurité et à l'efficacité des soins.*
> *Il doit tenir compte des avantages, des inconvénients et des conséquences des différentes investigations et thérapeutiques possibles.* ».

Cette liberté cependant est une liberté encadrée.
Ainsi que le rappelle le Bulletin de l'Ordre National des Médecins[25] cet encadrement doit lui-même être strictement entendu mais il peut exister.

Ce principe cardinal d'indépendance[26], dont la liberté est le corollaire, a conduit très tôt les juridictions à mettre à jour deux types de conséquences au regard de l'acte médical. La liberté reconnue l'est tant sur un mode actif (liberté dans le choix des techniques par exemple) que sur un mode passif. Dans un Arrêt de principe, la Cour de cassation avait, le 21 juillet 1862, affirmé que la question de la responsabilité médicale était « *indépendante de l'examen des théories ou des méthodes médicales* » et était simplement relative aux « *règles de bon sens et de prudence auxquelles est assujetti l'exercice de toute profession* ». La Cour d'appel de Paris, le 3 mars 1972, affirma qu'

> « *il n'appartient pas aux tribunaux de prendre parti entre les adversaires et les partisans d'une méthode qui, bien que tombée en désuétude...* ».

On le voit, donc, la régulation de la liberté ne semble pas faire l'objet d'un contrôle prétorien. Les tribunaux se contenteront de vérifier que l'acte, accompli en toute indépendance et liberté, est bien conforme aux données acquises de la science ou, aujourd'hui, aux connaissances médicales avérées. L'encadrement est cependant aussi l'œuvre du droit notamment au travers de la norme déontologique. Ainsi l'article R4127-39 du Code de la santé publique précise-t-il que

> « *Les médecins ne peuvent proposer aux malades ou à leur entourage comme salutaire ou sans danger un remède ou un procédé illusoire ou insuffisamment éprouvé. Toute pratique de charlatanisme est interdite* ».

L'article R4127-40, quant à lui dispose que

> « *Le médecin doit s'interdire, dans les investigations et interventions qu'il pratique comme dans les thérapeutiques qu'il prescrit, de faire courir au patient un risque injustifié.* »

Et l'article R4127-41 ajoute :

> « *Aucune intervention mutilante ne peut être pratiquée sans motif médical très sérieux et, sauf urgence ou impossibilité, sans information de l'intéressé et sans son consentement* ».

Encadrée dans les relations avec le patient, l'indépendance et la liberté le sont aussi avec les partenaires professionnels du praticien. Le Code prévoit, bien entendu, que la médecine ne s'exerce pas comme un commerce : CSP Article R4127-19

> « *La médecine ne doit pas être pratiquée comme un commerce.*
> *Sont interdits tous procédés directs ou indirects de publicité et notamment tout aménagement ou signalisation donnant aux locaux une apparence commerciale.* »

L'article R4127-92 précise qu'

> « *Un médecin ne peut accepter que dans le contrat qui le lie à l'établissement de santé où il est appelé à exercer figure une clause qui, en faisant dépendre sa rémunération ou la durée de son engagement de critères liés à la rentabilité de l'établissement, aurait pour conséquence de porter atteinte à l'indépendance de ses décisions ou à la qualité de ses soins.* »

Ainsi reconnus et encadrés les principes d'indépendance et de liberté se heurteront parfois aux droits et liberté reconnus au patient. Nous verrons que, notamment depuis la loi du 4 mars 2002, le patient dispose d'un véritable droit à la décision et, en conséquence, au refus de soins. Ce droit étant accompagné d'un principe fondamental (article L. 1110-8 du Code de la santé publique) reconnaissant au patient le libre choix de son praticien et de son établissement de santé.

Opposée à la liberté du praticien, celle reconnue au patient de pouvoir être décideur de sa santé pose la question de savoir si elle doit être entendue négativement (droit au refus de soins proposé par le praticien : droit à l'abstention thérapeutique) ou si elle peut être entendue positivement (droit à voir satisfaites des exigences thérapeutiques, chirurgicales, létales) ? Plus clairement peut-être, la liberté du praticien est-elle un point d'équilibre, suffisant en droit positif, aux droits et exigences des patients ? La liberté thérapeutique et de prescription peut ici conduire à un éventuel conflit lorsque le médecin refusera d'accéder aux sollicitations du patient : le refus de soigner constitue-t-il encore une liberté ?

Plusieurs éléments juridiques peuvent conduire à pencher pour la négative.
Il en sera ainsi, par exemple, de certaines dispositions du Code pénal et, notamment des articles encadrant *l'entrave aux mesures d'assistance et de l'omission de porter secours :*

- *Article 223-6 « Quiconque pouvant empêcher par son action immédiate, sans risque pour lui ou pour les tiers, soit un crime, soit un délit contre l'intégrité corporelle de la personne s'abstient volontairement de le faire est puni de cinq ans d'emprisonnement et de 75 000 euros d'amende. Sera puni des mêmes peines quiconque s'abstient volontairement de porter à une personne en péril l'assistance que, sans risque pour lui ou pour les tiers, il pouvait lui prêter soit par son action personnelle, soit en provoquant un secours.*
- *Article 223-7 « Quiconque s'abstient volontairement de prendre ou de provoquer les mesures permettant, sans risque pour lui ou pour les tiers, de combattre un sinistre de nature à créer un danger pour la sécurité des personnes est puni de deux ans d'emprisonnement et de 30 000 euros d'amende.* »

Ces dispositions et les impératifs qu'elles induisent, sont fortement justifiés par l'urgence implicite des situations envisagées. Des règles d'ordre déontologique, figurant dans le Code de la santé publique, relayent ces impératifs du droit pénal. Ainsi l'article R4127-9 du CSP précise-t-il que

> « *Tout médecin qui se trouve en présence d'un malade ou d'un blessé en péril ou, informé qu'un malade ou un blessé est en péril, doit lui porter assistance ou s'assurer qu'il reçoit les soins nécessaires.* »

Sur le plan supra national, la Conférence internationale des Ordres et des Organismes d'attributions similaires a, le 6 janvier 1987, édicté des Principes d'éthique médicale européenne qui prévoit dans leur article 33 que :

> « *Le médecin, quelle que soit sa spécialité, doit considérer comme un devoir de donner les soins d'urgence à un malade en danger immédiat à moins qu'il ne soit assuré que d'autres médecins puissent apporter ces soins et en soient capables.* »

Se pose cependant la question du devoir et de la liberté des praticiens en dehors des situations d'urgence, relative ou absolue. Les dispositions de l'article R4127-7 du CSP semblent aller dans le sens d'une obligation de prise en charge systématisée des patients :

> « *Le médecin doit écouter, examiner, conseiller ou soigner avec la même conscience toutes les personnes quels que soient leur origine, leurs mœurs et leur situation de famille, leur appartenance ou leur non-appartenance à une ethnie, une nation ou une religion déterminée, leur handicap ou leur état de santé, leur réputation ou les sentiments qu'il peut éprouver à leur égard.*
> *Il doit leur apporter son concours en toutes circonstances.*
> *Il ne doit jamais se départir d'une attitude correcte et attentive envers la personne examinée.* ».

Quelles que soient les circonstances il semblerait, en apparence, que le praticien ait un devoir de prendre soin.

Le Code de la consommation semble, à ce titre, apporter de précieuses indications. Ainsi l'article L. 122-1 du Code de la consommation précise qu'

> « *Il est interdit de refuser à un consommateur la vente d'un produit ou la prestation d'un service, sauf motif légitime, et de subordonner la vente d'un produit à l'achat d'une quantité imposée ou à l'achat concomitant d'un autre produit ou d'un autre service ainsi que de subordonner la prestation d'un service à celle d'un autre service ou à l'achat d'un produit.* ».

Or refuser un soin peut, sans difficulté, être qualifié de refus de prestation de service à un consommateur et exposer, en conséquence, le professionnel à la sanction pénale assortie.

La question se déplace alors sur le terrain particulier, mais essentiel, des *motifs légitimes* qui pourraient être mis à jour pour justifier un refus de prendre en charge un patient.

Loin d'être originale, cette question anime les débats en droit de la santé depuis fort longtemps. Ainsi lit-on chez Domat[27] :

> « *De toutes les professions qui se rapportent à l'ordre public & au service des personnes en particulier, il n'y en a aucune dont les fonctions soient une nécessité plus universelle pour toute sorte de personne sans exception, que celle des médecins & des chirurgiens pour les maladies, les blessures, les dislocations, qu'on appelle luxation, & tous les autres différents maux : ce qui les oblige à secourir de leur ministère dans les occasions, autant qu'ils le peuvent & gratuitement, ceux qui en ayant besoin n'ont pas dequoy les récompenser : & ce devoir est sur tout indispensable à ceux qui sont établis dans les lieux où l'on accorde quelques salaires, ou autres avantages pour y exercer leur profession. Car les Loix veulent que ceux-ci préfèrent le devoir de servir les pauvres au profit qui peut revenir de servir les riches* ».

Le même auteur écrit, par ailleurs qu'

> « *il est du devoir d'un médecin qui a commencé de traiter quelqu'un d'une maladie, de continuer pendant qu'elle dure, surtout dans les cas de quelque péril, s'il n'en a quelque juste excuse, & les chirurgiens sont à plus forte raison tenus de continuer à panser les playes, & les autres maux qui demandent l'usage de la chirurgie* ».

Le juriste Verdier écrira :

> « *celui qui par négligence abandonnoit fon malade avant la terminaifon de la maladie, fe rendoit coupable de la prolongation & des dangers de cette maladie, & même de la mort qui peut s'enfuivre, Un médecin eft pareillement condamnable s'il abandonne le traitement d'un efclave, à qui il aura fait quelque opération (p. 702). Pour la juste application de ce précepte, il fera bon de faire observer avec Zachias qu'il y a plusieurs raisons qui peuvent engager un médecin à abandonner un malade, fans se rendre fufeptible de faute ni de blâme* ».

L'auteur aborde alors, sur la base des travaux médico-légaux de Zacchias, les exceptions à la prise en charge que peut légitimement invoquer le médecin. Il en dénombre plusieurs catégories. L'indocilité du patient tout d'abord, le risque de contagion ensuite. Il ajoute cependant :

> *« Mais ce que n'opère point la force de la Loi, le point d'honneur & les sentiments nobles animent un assez grand nombre de Médecins zélés pour fournir aux besoins de la société dans ces cas ».*

Enfin se pose, à Verdier, la question de l'abandon des patients hérétiques.

> *« Hypocrate se glorifioit d'avoir refusé de secourir dans une maladie pestilentielle, les Perses qu'il regardoit comme des barbares & des ennemis des Grecs. Plusieurs Canonistes ont pensés qu'un médecin pouroit en faire autant à l'égard d'un hérétique, & citent même des Constitutions canoniques sur ce chef : mais il faut remarquer que les secours que rend la Médecine ne sont point des offices (p. 704) de Religion mais de charité, laquelle oblige tous les hommes réciproquement ; d'où le plus grand nombre de canonistes, entr'autres Alphonse et Roberic disent qu'un Médecin ne peut refuser ses secours à un hérétique, ou à un ennemi soit public, soit particulier ».*

Ce *corpus* original est probablement à la source de la jurisprudence puis des textes consacrés à la non-assistance à personne en danger dont peut se rendre coupable un praticien. La continuité des soins doit peut-être, à ce stade, être distinguée de la continuité du soin. Le soin entrepris, débuté doit être achevé. Il s'agit là d'un devoir confinent à la morale, à l'éthique et trouvant sa traduction en droit. La continuité des soins est d'acception plus délicate en ce qu'elle se heurte à un principe essentiel qui est celui du refus de soins reconnu au soignant.

On peut, dès lors, se poser la question de l'existence ou de la persistance contemporaine de tels refus légitimes de prendre soin d'une personne dans la mesure où, rappelons l'article R4127-7 du CSP prévoit que le praticien doit « *apporter son concours en toutes circonstances* » à ses patients.

Les textes contemporains prévoient cependant, en application des principes d'indépendance et de liberté, des exceptions à ce devoir professionnel.

Une première exception spécifique peut être trouvée dans les dispositions des articles L 2212-8 et R. 4127-18 du Code de la santé publique. Ces textes protègent la liberté du professionnel au regard de l'acte demandé d'interruption volontaire de grossesse. Ainsi l'article L.2212-8 précise-t-il qu'

> *« Un médecin n'est jamais tenu de pratiquer une interruption volontaire de grossesse mais il doit informer, sans délai, l'intéressée de son refus et lui communiquer immédiatement le nom de praticiens susceptibles de réaliser cette intervention selon les modalités prévues à l'article L. 2212-2. Aucune sage-femme, aucun infirmier ou infirmière, aucun auxiliaire médical, quel qu'il soit, n'est tenu de concourir à une interruption de grossesse.*
> *Un établissement de santé privé peut refuser que des interruptions volontaires de grossesse soient pratiquées dans ses locaux.*
> *Toutefois, dans le cas où l'établissement a demandé à participer à l'exécution du service public hospitalier ou conclu un contrat de concession, en application des dispositions des articles L. 6161-5 à L. 6161-9, ce refus ne peut être opposé que si d'autres établissements sont en mesure de répondre aux besoins locaux.*
> *Les catégories d'établissements publics qui sont tenus de disposer des moyens permettant la pratique des interruptions volontaires de la grossesse sont fixées par décret. ».*

Quant à l'article R4127-18, il relaie le précédent sur le terrain déontologique pour le médecin en précisant qu'

> *« Un médecin ne peut pratiquer une interruption volontaire de grossesse que dans les cas et les conditions prévus par la loi ; il est toujours libre de s'y refuser et doit en informer l'intéressée dans les conditions et délais prévus par la loi. »*

Une autre hypothèse particulière peut être mise à jour à la lecture de l'article R4127-48 du CSP qui prévoit que

> *« Le médecin ne peut pas abandonner ses malades en cas de danger public, sauf sur ordre formel donné par une autorité qualifiée, conformément à la loi. »*

Une analyse *a contrario* permet d'entrevoir une possibilité de non-prise en charge. Mais ici la possibilité n'est pas justifiée par l'usage d'une liberté pour le praticien. De manière inversement proportionnelle il s'agit, en fait, d'une contrainte qui lui est imposée, c'est une atteinte à son indépendance et à sa liberté que met en œuvre le texte !

Au-delà de l'existence de règles spécifiques reconnaissant au professionnel de santé le droit à l'abstention et à la non prise en charge, se pose la question de l'existence d'une liberté du refus reconnue comme principe général et non comme une conséquence particulière d'un acte faisant l'objet de débats et de controverses sur le plan sociétal, ou d'un ordre reçu.

La conclusion des travaux de la Conférence internationale des Ordres et des Organismes d'attributions similaires a permis l'édiction de Principes d'éthique médicale européenne ; l'article *35* second alinéa de ces Principes précise que

> *« Le médecin, quant à lui, peut refuser de donner des soins, sauf lorsqu'il s'agit d'un patient en danger. »*

Il est alors intéressant de se demander si cette position éthique est, ou n'est pas, relayée en droit positif.

En quelque sorte cela conduit à s'interroger sur l'existence ou l'inexistence d'un principe général de droit à l'abstention pour le praticien.

Un premier texte peut, par un raisonnement *a contrario*, permettre d'envisager une telle possibilité. L'ar*ticle R4127-32* précise, en effet, que

> *« Dès lors qu'il a accepté de répondre à une demande, le médecin s'engage à assurer personnellement au patient des soins consciencieux, dévoués et fondés sur les données acquises de la science, en faisant appel, s'il y a lieu, à l'aide de tiers compétents. »*

On peut alors considérer qu'un praticien n'est pas tenu de prodiguer des soins tant qu'il n'a pas accepté de répondre à une demande d'un patient. Cette analyse est confortée, et renforcée, par les dispositions de l'article R4127-47 du CSP. Ce texte met en place et encadre un véritable droit du praticien au retrait ou à la non-prise en charge :

> *« Quelles que soient les circonstances, la continuité des soins aux malades doit être assurée. Hors le cas d'urgence et celui où il manquerait à ses devoirs d'humanité, un médecin a le droit de refuser ses soins pour des raisons professionnelles ou personnelles.*
> *S'il se dégage de sa mission, il doit alors en avertir le patient et transmettre au médecin désigné par celui-ci les informations utiles à la poursuite des soins. »*

Le médecin bénéficie donc d'une liberté de choix quant à la prise en charge d'un patient. Cette liberté cependant est encadrée dans la mesure où le texte pose expressément des limites au refus de soigner. La première est constituée par l'urgence de la situation, la seconde par le respect de l'humanisme médical. On sait, en effet, que si le praticien voit peser sur lui des obligations de science médicale (conformité aux données acquises, aux connaissances médicales avérées...), celles-ci sont assorties d'obligations de conscience (donner des soins consciencieux et attentifs).

Ensuite l'abstention doit être justifiée, soit par des raisons personnelles (touchant à la conscience, confinant à l'éthique professionnelle...) soit pour des raisons professionnelles (problèmes de compétences, de capacité par exemple…). Les termes mêmes du texte sont ici particulièrement larges et laissent entrevoir une véritable liberté d'abstention. On remarquera cependant qu'il sera prudent pour le praticien de justifier et motiver son refus sur les fondements (personnels ou professionnels) prévus par les textes. On remarquera, ensuite, que le texte prévoit que cette liberté peut aussi conduire un praticien à se désengager sous réserve d'assurer, pour le patient continuité et permanence des soins :

> *« S'il se dégage de sa mission, il doit alors en avertir le patient et transmettre au médecin désigné par celui-ci les informations utiles à la poursuite des soins ».*

La motivation de refus de soigner, voire du retrait, sera alors juridiquement intéressante. Il conviendra, notamment, d'en vérifier la légitimité au regard des règles sanctionnant la discrimination.

Si le Code de la santé publique prévoit, à l'article L. 1110-3, qu'« *Aucune personne ne peut faire l'objet de discriminations dans l'accès à la prévention ou aux soins* », c'est avant tout dans le Code pénal qu'est encadrée cette question. Sur la question du refus de soigner analysée comme une pratique discriminatoire l'actualité est particulièrement riche au regard des refus opposés aux patients bénéficiant de la Couverture Maladie Universelle.

Là encore la question est loin d'être originale et l'on peut lire, dès 1890 dans le Manuel pratique de jurisprudence médicale que

> *« D'après un arrêt de cassation du 4 juin 1830, le ministère des sages-femmes est libre comme celui des médecins, et le refus de l'une d'elles d'accoucher une femme indigente, quelque blâmable qu'il soit, n'est pas légalement punissable ».*

Il apparaît alors que la position des juridictions et des autorités administratives indépendantes a évolué depuis lors !

Ainsi la Haute Autorité de Lutte contre les Discriminations et pour l'Egalité (HALDE) saisie du refus de prise en charge des patients CMU a-t-elle réagi en rappelant les dispositions du Code de la santé publique[28]. Par ailleurs Monsieur J-F Chadelat, Inspecteur Général des Affaires Sociales a rédigé un rapport[29] à la demande du Ministre chargé de la santé et des solidarités, dans lequel figurent treize propositions, dont certaines contraignantes et assorties de sanctions, destinées à réguler les actes de discriminations.

A l'issue de ce bref tour d'horizon des logiques et enjeux de la liberté thérapeutique il convient d'aborder la question des droits reconnus aux patients. Ces règles, en effet, ne peuvent plus être ignorées des praticiens en ce qu'elles font indéniablement du malade le décideur en matière de soins.

III/LES DROITS DES PATIENTS

Une première difficulté naît ici du choix à opérer pour désigner la personne objet de l'étude : malade, patient, usager… ? Aucun de ces termes n'est véritablement satisfaisant. Même si la loi du 4 mars 2002 est intitulée *loi relative aux droits des malades* on constate que ses dispositions ont vocation à s'appliquer à des non malades (femme enceinte, parturiente, enfant circoncis pour raison rituelle, personne accédant à un acte de prévention, de vaccination…). Le terme patient est lui-même fortement connoté. Il est à l'origine un terme de droit criminel et sert à qualifier celui qui est soumis à la torture, à la question et qui souffre, qui pâtit. Le mot usager est, pour les juristes, un terme de droit public, là où l'encadrement mis en œuvre en 2002 ne saurait être circonscrit au milieu hospitalier public.

Au total aucun de ces termes n'est véritablement satisfaisant, si ce n'est peut-être celui de *personne.*

Le bénéficiaire des droits en effet est une personne juridique, un sujet de droit, un citoyen[30]. Cela peut nous conduire à rejeter, avec la plus grande fermeté, en droit français les propos de certains auteurs qui en viennent à considérer que tout humain n'est pas pour autant un véritable *sujet* capable pour la médecine et pour le droit.

Rappelons qu'en droit français, en vertu des dispositions de l'article L. 3211-2 du Code de la santé publique,

> « *Une personne hospitalisée avec son consentement pour des troubles mentaux est dite en hospitalisation libre. Elle dispose des mêmes droits liés à l'exercice des libertés individuelles que ceux qui sont reconnus aux malades hospitalisés pour une autre cause.* ».

Que lorsque cette personne est hospitalisée sous contrainte elle jouit toujours des mêmes droits, mais qu'une restriction à leur exercice peut être mise en place. L'article *L3211-3 du CSP* précise que

> *« les restrictions à l'exercice de ses libertés individuelles doivent être limitées à celles nécessitées par son état de santé et la mise en œuvre de son traitement ».*

Le critère justifiant la limitation des libertés est donc celui de la nécessité et non pas celui de la seule utilité !

Cette règle est parfaitement compréhensible dans la mesure où l'article 489-2 du Code civil énonce que :

> *« Celui qui a causé un dommage à autrui alors qu'il était sous l'emprise d'un trouble mental n'en est pas moins tenu à réparation ».*

Le malade atteint de troubles mentaux étant civilement (mais non pas toujours pénalement) responsable, il est normal de garantir pour lui la jouissance et l'exercice optimaux de ses droits et libertés fondamentaux.

S'agissant du contenu des droits codifiés en 2002 une première série, qualifiée de droits de la personne, doit être étudiée. Y sont notamment abordées les questions relatives à l'accès aux soins, à la dignité, à la vie privé et au secret.

Les droits de la personne

Le premier texte essentiel rappelle le droit fondamental à la protection de la santé, dont on sait qu'il figurait déjà dans le préambule de la Constitution de 1946. L'article L1110-1 du CSP dispose que les acteurs de santé, professionnels, établissements, réseaux, organismes d'Assurance Maladie, autorités sanitaires

> *« contribuent, avec les usagers, à développer la prévention, garantir l'égal accès de chaque personne aux soins nécessités par son état de santé et assurer la continuité des soins et la meilleure sécurité sanitaire possible ».*

L'accès aux soins est donc reconnu. Il convient de préciser qu'il ne s'agit pas de n'importe quel soin mais de celui nécessité par l'état de santé de la personne identifiée comme sujet, l'utilisation de l'adjectif possessif est ici riche d'enseignements.

De la même manière on remarquera que l'article L. 1110-2 du CSP est articulé autour de ce même adjectif possessif :

> *« La personne malade a droit au respect de sa dignité. »*

Véritable droit matriciel la dignité est d'une acception délicate. La difficulté est accrue par le fait que la notion de dignité est utilisée de manière non univoque sur le plan sémantique. Ainsi l'article 16 du Code civil dispose-t-il que

> « *La loi assure la primauté de la personne, interdit toute atteinte à la dignité de celle-ci et garantit le respect de l'être humain dès le commencement de sa vie.* »

Le référent est ici la personne. Dans la ***Charte des droits fondamentaux de l'Union Européenne*** (Congrès de Nice, 2000) figure un article 1er qui précise que

> « *la dignité humaine est inviolable... elle doit être respectée et protégée* ».

C'est ici de dignité humaine dont il est question. Dans la charte de la personne hospitalisée, il est précisé que

> « *les établissements de santé garantissent la qualité de l'accueil, des traitements et des soins. Ils sont attentifs au soulagement de la douleur et mettent tout en œuvre pour assurer à chacun une vie digne, avec une attention particulière à la fin de vie.* ».

La dignité ne s'attache pas, alors, à la personne mais à la vie !

La dignité ne peut pas être appréhendée, en droit, comme un mécanisme reconnu à un être éthéré. La personne dont la dignité est garantie s'entend d'un sujet doté d'une corporéité. On peut alors considérer qu'à travers la dignité c'est l'atteinte au sujet mais aussi à son corps qui fait l'objet d'une protection. La dignité serait alors relais des interdits d'atteinte à l'intégrité physique et psychique de la personne, elle serait aussi relais du principe d'indisponibilité de ce corps. L'idée cependant doit être notée que plusieurs conceptions de la notion, juridique, de dignité existent. Elles concourent toutes, sur des modes variables, à protéger ce « *qu'il y a d'humain dans l'homme* ».

Du principe matriciel de dignité vont naître un certain nombre de corolaires tels le principe de liberté d'aller et venir. Ce principe communément admis dans la vie courante est plus délicat à mettre en œuvre, voire à encadrer, au sein d'un établissement de santé. Il en est encore ainsi du rejet de toute discrimination dans l'accès à la prévention ou aux soins[31].

Autre conséquence du principe fondamental de dignité, le patient se voit garanti le droit au respect de sa vie privée, de son intimité mais encore voit le secret des informations le concernant protégé[32].

Le patient est un sujet, une personne à part entière et non une personne à part. Il bénéficie donc, y compris lorsqu'il est hospitalisé, d'une sphère d'intimité. Le principe reconnu ici n'est qu'une application des dispositions de l'article 9 du Code civil qui dispose à son premier alinéa que

> *« chacun à droit au respect de sa vie privée. ».*

Ce droit reconnu à chacun, donc à tous, ne peut être dénié au patient, capable ou non! Nombre de situations vont alors s'avérer d'une gestion complexe pour le soignant. Il en sera ainsi, par exemple, des refus ou des exigences de visites en milieu hospitalier, du statut particulier de la chambre d'hôpital, des relations affectives/sexuelles, de la Spiritualité (interdits alimentaires, des jeûnes rituels: carême; ramadan...), des goûts (végétariens...). Sur la question particulière de la vie et des options spirituelles du patient il convient de rappeler que la Charte de la personne hospitalisée prévoit à son article 8 que

> *« La personne hospitalisée est traitée avec égards. Ses croyances sont respectées. Son intimité est préservée ainsi que sa tranquillité. »*

La question, souvent ignorée (volontairement ?), du rapport *pudeur VS soins*, est particulièrement prégnante au regard de la protection de la vie privée.

Certains cas de refus de soins par les patients seront assis sur une argumentation confinant au domaine de la vie privée. On en prendra pour exemple les refus transfusionnels émis par des patients témoins de Jéhovah, l'acceptation ou le refus d'une interruption de grossesse pour motif médical par une femme à raison de ses convictions, le refus de nutrition ou d'hydratation par un patient en période de jeûne rituel...

Il n'existe pas de « recette juridique » permettant de régler ces questions. Il faut cependant admettre que les principes vectoriels que sont la dignité, le respect de la vie privé... interdisent que soient posés des interdits conduisant à une privation de ces droits. L'annonce des modes de prise en charge, des règles de vie au sein d'un établissement, des impératifs de soins sont en revanche une source d'information du patient sur ce que pourrait être l'environnement de son hospitalisation. Il peut, dès lors, émettre un choix entre un refus de prise en charge ou une acceptation fut-ce au prix d'une autolimitation (mais non un abandon) de ses droits, ou plus justement, de leur traduction dans son quotidien.

Dans le Code de la santé publique, le même texte garantit à la personne le droit au respect de sa vie privée à la préservation du secret des informations qui le concerne.
Ce secret est un droit essentiel pour le patient, il constitue, en conséquence, un devoir majeur du professionnel. Le contenu du droit au secret doit être abordé avec une attention particulière. On remarquera que lorsque le Code de la santé publique émet dans l'article L.1110-4 *in limine* l'hypothèse que le secret est un droit pour la personne et un devoir pour son partenaire, il ne fait que traduire un principe déjà ancré dans les principes déontologiques. Le Code de déontologie des médecins prévoit ainsi à son article 4 que

> *« le secret professionnel, institué dans l'intérêt des patients, s'impose à tout médecin dans les conditions établies par la loi. Le secret couvre tout ce qui est venu à la connaissance du médecin dans l'exercice de sa profession, c'est-à-dire non seulement ce qui lui a été confié, mais aussi ce qu'il a vu, entendu ou compris. »*

La sanction d'une violation du secret est loin d'être neutre puisque le texte servant de base à son encadrement est l'article 226-13 du Code pénal[33].
Pour ce qui est de l'article L1110-4 du CSP on doit remarquer qu'il n'encadre pas, contrairement à une idée parfois émise, le secret médical. Le secret dont il s'agit ne saurait être limité à un secret médical et ce ni subjectivement (quant au sujet concerné), ni objectivement (quant à l'objet du secret) :

- Subjectivement, tout d'abord, les médecins ne sont pas, loin s'en faut, les seuls assujettis. La lecture du second alinéa de l'article L.1110-4 suffit à s'en convaincre :

> *« Excepté dans les cas de dérogation, expressément prévus par la loi, ce secret couvre l'ensemble des informations concernant la personne, venues à la connaissance du professionnel de santé, de tout membre du personnel de ces établissements ou organismes et de toute autre personne en relation, de par ses activités, avec ces établissements ou organismes. Il s'impose à tout professionnel de santé, ainsi qu'à tous les professionnels intervenant dans le système de santé ».*

On doit même considérer que les professionnels les plus exposés ne sont pas les médecins mais les professionnels de l'accueil (standard, entrées...).

- Objectivement, ensuite, les informations objets du secret, ne sont pas toutes de nature médicale. Le texte de l'alinéa premier de l'article L1110-4 précise, en effet que

> *« Toute personne prise en charge par un professionnel, un établissement, un réseau de santé ou tout autre organisme participant à la prévention et aux soins a droit au respect de sa vie privée et du secret des informations la concernant ».*

Il prévoit, donc, par l'absence de distinction opérée, que toute information qu'elle quelle soit est secrète dès lors qu'elle concerne la personne !

On fera alors valablement remarquer qu'une application trop stricte du principe risquerait de créer des dysfonctionnements dans la prise en charge. Pour cela, le législateur a atténué la portée du texte en prévoyant des hypothèses d'échange d'informations entre professionnels. Ces hypothèses sont souvent qualifiées de *secret partagé.* Encore faut-il en avoir une connaissance précise dans la mesure où le partage est, pour le juriste, l'exception et le secret le principe.

Ce sont en fait deux hypothèses distinctes qui sont prévues par l'article L1110-4 du CSP.
La première est ainsi rédigée :

> *« Deux ou plusieurs professionnels de santé peuvent toutefois, sauf opposition de la personne dûment avertie, échanger des informations relatives à une même personne prise en charge, afin d'assurer la continuité des soins ou de déterminer la meilleure prise en charge sanitaire possible ».*

Son champ est doublement restreint :
- Elle ne bénéficie qu'aux seuls professionnels de santé.
- La personne doit être informée du *projet d'échange* et en accepter le principe.
- Les informations qui peuvent être échangées sont limitées à la prise en charge et à la continuité des soins.

Le champ du secret partagé concerne ici avant tout les échanges entre praticiens de différentes spécialités, entre un omnipraticien et un spécialiste, entre un médecin et un auxiliaire médical... On remarquera que l'échange qui est pourtant souvent considéré comme la règle, au regard de la confraternité notamment, devient exception lorsque l'on aborde la question sous l'angle juridique.

La seconde hypothèse de secret partagé se révèle plus ample. Le texte précise que

> *« Lorsque la personne est prise en charge par une équipe de soins dans un établissement de santé, les informations la concernant sont réputées confiées par le malade à l'ensemble de l'équipe ».*

Il s'agit ici de permettre l'échange dans le cadre de la prise en charge en équipe de soins au sein d'un établissement. On voit donc que si la première hypothèse était, bien que non exclusivement, destinée au partage dans le cadre de la *'médecine de ville'* la seconde est réservée expressément au monde hospitalier, public et privé. Le texte reste d'abord délicat sur la définition même de l'équipe. Il ne s'agit pas d'une équipe de professionnels de santé *stricto sensu* mais d'une équipe de soins. Or il existe des soins qui sont effectués par des non professionnels de santé. Tous les soins n'entrent pas dans l'ordre thérapeutique, ainsi en est-il, par exemple, de ceux qui pallient précisément l'absence de thérapeutique. On peut même distinguer des soins pratiqués par des non professionnels (soins palliatifs et implication de bénévoles...). L'équipe de soins doit donc être définie de manière large, avec l'accord au moins implicite de la personne prise en charge. Au sein de cette équipe le partage est la règle dans la mesure où l'information est *réputée* confiée à l'ensemble des membres. Il s'agit ici d'un mécanisme juridique bien identifié appelé *présomption simple.* Toute information confiée à un membre de l'équipe, identifié comme tel par le patient, sera présumée, simplement (c'est-à-dire jusqu'à preuve contraire) comme bénéficiant aux autres membres de l'équipe dans le cadre, bien entendu limité et arbitré, de ses compétences.

Le Code de la santé publique aborde ensuite, dans son article L1110-5 la question des soins auxquels le patient peut accéder et, donc, ceux que le professionnel peut pratiquer. Il s'agit là d'un texte qui n'est pas isolé dans la mesure où, nous l'avons dit, le Code civil encadre déjà la question (Art.16 et suivants du C. civil), mais aussi parce que d'autres textes du CSP interviennent dans d'autres chapitres pour aborder cette problématique. Le traitement de l'encadrement des soins n'est donc pas univoque sur le plan juridique, s'il n'est pas pour autant équivoque ou ambigü même s'il demeure particulièrement confus. Ce texte est au demeurant essentiel et son ignorance par les professionnels ne semble pas concevable dans la mesure où il encadre véritablement l'acte de soins et établit, sur le plan juridique, les frontières entre le possible (médicalement entendu) et le souhaitable (juridiquement accepté).
Le premier alinéa de l'article L1110-5 reconnait à toute personne

> *« le droit de recevoir les soins les plus appropriés et de bénéficier des thérapeutiques dont l'efficacité est reconnue et qui garantissent la meilleure sécurité sanitaire au regard des connaissances médicales avérées ».*

La référence utilisée, pour étalonner les soins accessibles, est celle des *connaissances médicales avérées* qui est préférée au concept jusqu'alors employé, par la jurisprudence notamment[34], de *données acquises de la science.*
Il est, par ailleurs, précisé que ces actes d'investigation, de prévention ou de soins, analysés à l'aune des connaissances telles qu'existantes au jour où ils sont effectués, ne doivent pas faire courir au patient

> *« de risques disproportionnés par rapport au bénéfice escompté ».*

Le texte rend en quelque sorte illicites des actes atteints de disproportion au regard du rapport *bénéfice vs risques.* L'interdit posé est général et ne saurait être levé par le patient lui-même qui ne peut rendre valable un tel acte. Le principe d'indisponibilité et d'inviolabilité du corps s'impose en effet à tous et au patient lui-même. Assurément son consentement est requis pour qu'un acte médical soit pratiqué, mais son consentement s'il est nécessaire ne saurait être suffisant à rendre licite un acte atteint d'une disproportion flagrante sur le terrain *bénéfice VS risques.* Cette précision pose d'indéniables problèmes au regard de certaines pratiques, souvent demandées par les patients eux-mêmes, on songe, par exemple aux *contraceptions chirurgicales...*

L'article L1110-5 se poursuit en précisant que

> *« Ces actes ne doivent pas être poursuivis par une obstination déraisonnable ».*

Là encore une évolution sémantique se fait jour par rapport au concept jusqu'alors employé par les médecins et les juristes qui usaient plus fréquemment de l'expression, à la fois plus large et, paradoxalement, plus étroite dans le même temps, d'*acharnement thérapeutique.*

Intervient alors une très utile précision introduite par la loi d'avril 2005.
Dès

> *« qu'ils – les actes d'investigation, de prévention ou de soins – apparaissent inutiles, disproportionnés ou n'ayant d'autre effet que le seul maintien artificiel de la vie, ils peuvent être suspendus ou ne pas être entrepris. Dans ce cas, le médecin sauvegarde la dignité du mourant et assure la qualité de sa vie en dispensant les soins visés à l'article L. 1110-10 ».*

Cet alinéa précise donc que le praticien peut légitimement, à la demande du patient et avec son accord, si celui-ci est conscient et apte à la décision, ne pas entreprendre voire arrêter un acte quand bien même ce dernier serait vital. On remarquera dès lors que loin d'être neutre, la loi de 2005 accorde aux praticiens la possibilité de ne pas voir leur responsabilité pénale engagée sur les fondements du délaissement de personne vulnérable, de non-assistance à personne ou de mise en danger délibéré de la vie d'autrui voire d'homicide...
Le texte prévoit encore que

> *« Toute personne a le droit de recevoir des soins visant à soulager sa douleur. Celle-ci doit être en toute circonstance prévenue, évaluée, prise en compte et traitée ».*

On remarquera ici que la douleur gagne ici une véritable autonomie par rapport à la pathologie qui l'induit. La douleur doit être considérée *per se*, pour elle-même, elle n'est pas simple symptôme ou simple conséquence d'une maladie ou d'un acte. Chaque professionnel doit veiller à ce que la douleur ne puisse survenir (prévenue) et il doit, en outre, dans l'hypothèse de la survenance du phénomène douloureux, être à même de l'évaluer et toujours la prendre en compte dans sa relation avec le patient, enfin il doit mettre en œuvre un traitement adapté à cette douleur.

L'article L. 1110-5 intervient à nouveau dans son dernier alinéa sur la question de la fin de vie. Il précise que

> *« Les professionnels de santé mettent en œuvre tous les moyens à leur disposition pour assurer à chacun une vie digne jusqu'à la mort ».*

Enfin dans sa rédaction, issue de la loi d'avril 2005, il consacre la légalité des pratiques de sédation et de double effet :

> *« Si le médecin constate qu'il ne peut soulager la souffrance d'une personne, en phase avancée ou terminale d'une affection grave et incurable, quelle qu'en soit la cause, qu'en lui appliquant un traitement qui peut avoir pour effet secondaire d'abréger sa vie, il doit en informer le malade, sans préjudice des dispositions du quatrième alinéa de l'article L. 1111-2, la personne de confiance visée à l'article L. 1111-6, la famille ou, à défaut, un des proches. La procédure suivie est inscrite dans le dossier médical ».*

Assurément le professionnel concerné ne peut, pour ce type de décision, être qu'un médecin qui, par ailleurs ne peut agir isolément de manière dissimulée ou opaque. Une consultation de tiers n'intervenant pas dans la prise en charge est organisée, une *traçabilité* de la décision mise en place par l'entremise du dossier. Pour autant cet alinéa, comme celui précédemment évoqué sur la question de la prise en charge de la fin de vie, sont d'une grande importance sur le plan juridique. Ils consacrent, en effet, la validité, juridique, de pratiques médicales, sinon fréquentes du moins dont l'existence est attestée. Ce que combat le texte n'est pas la pratique elle-même mais d'éventuels dysfonctionnements. Ainsi il est bien précisé que le traitement est destiné à soulager la souffrance (physique et psychique, la question se pose, au plan éthique et juridique, de la douleur sociale liée à l'impression de l'inutilité d'une *vie résiduelle*...) d'une personne *« en phase avancée ou terminale d'une affection grave et incurable »* (la formule est l'objet d'interrogations et de discussions dans la mesure où elle est susceptible, intellectuellement, de s'appliquer à des maladies non létales...). En outre le traitement doit répondre au seul objectif primaire qui est de soulager la souffrance. L'effet d'abrègement de la vie ne peut qu'être secondaire et non recherché. Pour soulager, le médecin dispose d'un traitement dont il sait qu'il pourrait abréger la vie, il peut le mettre en œuvre mais il ne doit pas rechercher la mort. La traçabilité des protocoles, d'injection notamment, sera essentielle ici. Assurément on pourra reprocher une certaine hypocrisie à ce dispositif légal ; on pourra, inversement, lui reconnaître une prise de position claire : le médecin doit accompagner la vie finissante, il ne doit jamais provoquer délibérément la mort[35] !

L'article L 1110-5 du CSP n'est pas, loin s'en faut le seul texte à évoquer la question de la fin de vie. Un véritable bégaiement législatif, confinant à la cacophonie, est en effet, notable depuis la codification de la loi d'avril 2005. Les principes essentiels sont transposés dans les articles L. 1110-5 et L1111-4, mais ils sont encore repris en la forme dans une section particulière du Code intitulée *expression de la volonté des malades en fin de vie* dans les articles L1111-10 à 13. Précisément, l'article L1111-4 complète utilement les dispositions précédemment étudiées de l'article L1110-4. Ce texte, en effet, permet de mettre à jour quelle *procédure* doit être respectée lorsque le patient est hors d'état d'exprimer sa volonté et qu'une limitation ou un arrêt de traitement est envisagé.

Remarquons, tout d'abord, que l'expression « *Lorsque la personne est hors d'état d'exprimer sa volonté* » est ambiguë et ne reflète pas véritablement la seule idée, répandue, d'un patient inconscient[36].

Le texte permet de remarquer que la décision, dans ces situations particulières, appartient au médecin qui prend en charge le patient. Il ne peut, cependant, agir seul et de manière *opaque.* Il doit, tout d'abord prendre en considération les directives anticipées de la personne (lorsqu'elles existent). Ces directives anticipées ne s'imposeront pas à lui mais il doit les consulter. Il lui incombe, ensuite, de prendre les avis de tiers n'intervenant pas dans la prise en charge (personne de confiance, famille, à défaut un proche). Enfin, il doit consulter l'équipe de soins et respecter une procédure collégiale conduisant à la prise de décision. Cette procédure collégiale est somme toute assez réduite puisque le collège se limite à deux médecins dont l'auteur de la prise en charge. Notons ici que le texte précise bien que c'est la procédure qui est collégiale et non la décision. Cette précision est d'importance car elle évite toute dilution dans le processus décisionnel. Là encore la *traçabilité* est exigée et garantie par le report de l'ensemble de la procédure dans le dossier de la personne.

Ces textes majeurs nous permettent de remarquer que, loin de refuser le débat sur la fin de vie et *l'euthanasie*, le droit français l'aborde et prend position.

On remarque cependant qu'il y a une difficulté dans notre société contemporaine à aborder la question de la mort dont le mot même effraie à tel point que l'on préfère souvent utiliser la périphrase euphémique de *fin de vie*. Cette fin de vie, cette mort, s'est *hospitalisée,* tant du fait que nos modes de vie ne s'accommodent plus de la prise en charge familiale des aînés, qu'en raison des progrès immenses de la médecine qui permet la prise en charge de personnes toujours plus âgées et toujours plus malades.

La personne mourante, pour autant n'est pas facilement acceptée, elle est même parfois peu désirée dans le monde hospitalier qui considère que l'environnement familial est plus légitime à accueillir les derniers moments. Ainsi l'article R1112-63 du CSP prévoit-il que

> *« Lorsque l'hospitalisé est en fin de vie, il est transféré à son domicile si lui-même ou sa famille en expriment le désir ».*

L'article R1112-68, quant à lui, dispose que

> *« Lorsque l'hospitalisé est en fin de vie, il est transporté, avec toute la discrétion souhaitable, dans une chambre individuelle. Ses proches sont admis à rester auprès de lui et à l'assister dans ses derniers instants. Ils peuvent être admis à prendre leur repas dans l'établissement et à y demeurer en dehors des heures de visite si les modalités d'hospitalisation du malade le permettent. »*

De fait on constate que le droit connaît peu la question de la mort. Rares sont les textes qui tentent d'en cerner les contours juridiques. On citera, en ce sens, l'article R 1232-1 du CSP:

> *« Si la personne présente un arrêt cardiaque et respiratoire persistant, le constat de la mort ne peut être établi que si les trois critères cliniques suivants sont simultanément présents:*
> *1° Absence totale de conscience et d'activité motrice spontanée;*
> *2° Abolition de tous les réflexes du tronc cérébral;*
> *3° Absence totale de ventilation spontanée. »*

L'explication du relatif désintérêt du droit se situe dans le fait que la fin de vie n'est pas une notion juridique mais un fait social. Le fait social de la fin de vie intéresse tout autant l'éthique que le droit.

Au-delà du droit la question de la signification du mot *Mort* est instructive à cet égard.

En Grèce, l'ambivalence de la mort était assumée. J-P Vernant rappelle que dans l'épopée,

> *« la mort grecque apparaît déconcertante. Elle a deux visages, contraires. Avec le premier elle se présente en gloire, elle resplendit comme l'idéal auquel le héros authentique a voué son existence; avec le second elle incarne l'indicible, l'insoutenable, elle se manifeste comme horreur terrifiante. » 37*

L'auteur ajoute que

> *« Pour dire la mort, le Grec a un nom masculin, Thanatos. Sur les représentations figurées thanatos apparaît, associé à son frère Hupnos, Sommeil, sous les traits d'un homme dans la force de l'âge, portant casque et cuirasse... Chez ce Thanatos dont le rôle n'est pas de tuer, mais d'accueillir le mort, de prendre livraison de quiconque a perdu la vie, rien de terrifiant, et encore moins de monstrueux. Dans l'imagerie le Thanatos viril peut revêtir la figure même du guerrier qui a su trouver, dans ce que les Grecs appellent « la belle mort », le parfait accomplissement de sa vie... ».*

La belle mort n'est en rien une énergie monstrueuse, maléfique et détestable conduisant à la perte de l'humanité de l'être. Cette vision de la mort correspond à la face féminine de la mort. Et Vernant d'ajouter

> *« La mort, dans son aspect d'épouvante, comme puissance de terreur exprimant l'indicible et l'impensable, l'altérité radicale, c'est une figure féminine qui en assume l'horreur: la face monstrueuse de Gorgô; dont le regard, insoutenable, change en pierre. Et c'est encore une entité féminine, la Kère – noire, sombre, méchante, horrible, exécrable – qui représente la mort comme force maléfique s'acharnant sur les humains pour les détruire, assoiffée de leur sang, les avalant pour les engloutir dans cette nuit où le destin veut qu'ils se perdent ».*

Si Thanatos semble représenter une belle et bonne mort glorieuse et magnifiée, il permet aux vivants d'évoquer le mort tel qu'il demeure dans leur souvenir, en revanche, Gorgô et Kère sont

> *« plus proches, de tout ce que la transformation du vivant en cadavre du cadavre en charogne peut mobiliser de répulsion et d'horreur ».*

Dès lors, le mot *Euthanasie* doit être relu puisqu'il est bâti sur le mot Thanatos qui correspond davantage à une vision idéalisée de la mort qu'à la mort elle-même. Peut-être est-ce là le signe d'une instrumentalisation, à laquelle se serait livré Bacon, dans un souci de démystification du passage.

Aujourd'hui encore, notre société refuse de regarder la mort avec sérénité donnant raison à l'idée que « *le soleil et la mort ne peuvent se regarder fixement* » [38]. Pourtant la mort est parfois exigée comme expression de la liberté. Affirmer que l'acception contemporaine de la mort a évolué dans notre société constitue probablement un lieu commun. Longtemps considérée comme un événement inhérent à la vie sociale, la mort n'était pas socialement ignorée, elle était même occasionnellement susceptible de mise en scène sociale. Par -fausse?- pudeur voire comme preuve de l'artifice de nos sociétés contemporaines, la mort est, en occident du moins, chassée de notre quotidien[39]. De manière inversement proportionnelle, cependant, elle peut être présente mais sous des formes tellement paroxystiques qu'elles se révèlent finalement peu crédibles. Jamais les propos de Pascal n'ont été d'une plus vive actualité:

> *« Les hommes n'ayant pu guérir la mort, la misère et l'ignorance se sont avisés pour se rendre heureux de n'y point penser »*[40] .

Notre espérance et notre quête du bonheur nous conduisent alors à tenter d'ignorer la mort.

Cette réalité contemporaine est la conséquence d'une évolution lente et complexe. Parmi les éléments y ayant concouru on se doit d'évoquer le rôle majeur des progrès de la science, et ceux de la science médicale en particulier. La mort a vieilli et s'est "*hospitalisée*" au point de devenir plus éloignée parce que plus tardive, moins prégnante parce que moins visible.

La sémantique contemporaine est d'ailleurs des plus intéressantes. On parle moins souvent de la mort que de la fin de vie. Ceci tout autant en raison du rallongement de l'espérance de vie, que par un excès de pudeur et un recours à un langage se voulant neutre. Afin d'éviter le terme *Mort,* la société, et aujourd'hui le droit, recourent en une sorte de périphrase euphémique à la formule *fin de vie*[41].

Le Droit, quant à lui, connaît peu la question de la mort. Nous avons dit que les dispositions de l'article R. 1232 du CSP[42] en dessinent quelques contours, mais on sait qu'ils ne seront pas reçus de manière universelle comme *la bonne acception*[43].

Cette difficulté ne saurait surprendre puisque la fin de vie n'est pas une notion juridique mais un fait social au sens que Durkheim prêtait à ce concept lorsqu'il considérait que le droit est un mécanisme d'encadrement du fait social.

Ce fait social si particulier qu'est la fin de vie intéresse à la fois l'éthique et le droit. De façon souvent pressante, en effet, le corps social réclame aujourd'hui que le Droit encadre la question du passage. Ce qui de tout temps faisait l'objet d'un cadre limité à des interdits généraux prohibant l'homicide, relève aujourd'hui de règles complexes qui intéressent et encadrent la fin de vie, directement ou indirectement.

On assiste alors, avec les lois récentes, à un intéressant phénomène incantatoire : le rappel du respect nécessaire de la dignité associé parfois à la qualité de la vie[44]. On lira, ainsi, dans le CSP qu'est reconnu un *Droit au respect de sa dignité pour le malade* (L1110-2), mais encore qu'est imposé aux acteurs un devoir de respect de la *Dignité du mourant* (L1111-4), ou encore le droit à une *vie digne jusqu'à la mort* (L1111-4), le devoir de *sauvegarder la dignité de la personne mourante* (L11110-10 ; 1111-13 et 1111-5).

Ces mêmes textes qui imposent comme devoir (*deontos*) au médecin de sauvegarder la dignité du mourant précisent, en outre, qu'il lui incombe d'assurer *la qualité de sa* – celle du patient – *vie* (L1110-5). Il est, encore précisé que le praticien assure au mourant l*a qualité de sa fin de vie* (L 1111-4 ; 1111-10 ; 1111-13), voire, dans une intéressante variante de ce *bégaiement juridique,* qu'il doit *assurer par des soins et mesures appropriés la qualité d'une vie qui prend fin* (R4127-38).

Malgré ces incantations, fort révélatrices, la mort n'est cependant plus assumée socialement.

Ainsi considère-t-on souvent, avec la complicité du droit, que l*a fin* se doit d'être discrète, voire cachée. On en prendra pour preuve les termes de l'article R1112-63 du CSP :

> *« Lorsque l'hospitalisé est en fin de vie, il est transféré à son domicile si lui-même ou sa famille en expriment le désir »*

C'est dans ce sens que l'on peut lire les dispositions de l'article R1112-68 qui précise

> *« Lorsque l'hospitalisé est en fin de vie, il est transporté, avec toute la discrétion souhaitable, dans une chambre individuelle ; Ses proches sont admis à rester auprès de lui et à l'assister dans ses derniers instants. Ils peuvent être admis à prendre leur repas dans l'établissement et à y demeurer en dehors des heures de visite si les modalités d'hospitalisation du malade le permettent ».*

Ces textes sont, assurément destinés à permettre un *"passage"* de la personne entourée de ses proches. Comment cependant ne pas noter le glissement sémantique de l'appellation même *du sujet* qui n'est pas *la personne* mais *l'hospitalisé.*

Subjectivement, les textes se préoccupent sans véritable cohérence de la *personne, du mourant, de l'hospitalisé.* Objectivement ils abordent la question sous les formules de fin de vie, de mort, de vie qui prend fin ; de fin de sa vie.

Le choix d'encadrer législativement la question de la fin de vie dans les divisions (chapitres et sections) du Code de la santé publique réservées aux *Droits des patients* n'est pas neutre. Mais les intitulés oscillent, là encore, sans réelle cohésion entre *La personne et Le mourant voire l'hospitalisé.*

Une autre difficulté sémantique peut être trouvée dans l'utilisation, souvent effectuée mais non expliquée dans les textes, entre *douleur(s)* et *souffrance(s).* Le fait social *douleur* conduit parfois à un ressenti d'inutilité, d'insignifiance voire d'inhumanité, de l'individu. Il s'agit au demeurant d'une question créée par la médecine moderne dans la mesure où des maladies qui autrefois conduisaient à la mort sont aujourd'hui soignées, du fait, aussi, que la médecine contrôle davantage la phase terminale de la vie et, dès lors, concourt paradoxalement à rendre inévitables les douleurs qui autrefois disparaissaient dans la mort. La longévité accrue de la vie, conquise de haute lutte par les médecins, mais aussi les conditions d'existence devenues plus favorables favorisent l'accroissement des douleurs provoquées, par exemple, par des maladies chroniques ou par les simples séquelles du vieillissement.
Parfois la personne n'existera plus que par sa seule douleur en ce que la douleur sera pour elle le seul repère ou témoin de sa propre existence, on n'ose dire de son humanité. Le Breton peut ainsi écrire[45] qu'

> *« Un sentiment d'insignifiance personnelle gagne souvent le malade quand il devient (ou se croit) une charge pour sa famille ou l'équipe soignante. Toute valeur déserte la relation au monde, la question de la dignité est parfois soulevée, soit par un malade qui ne tolère pas, outre la douleur éprouvée, sa dépendance aux autres pour les moindres gestes de la vie, soit par l'indifférence ou la gêne, l'agacement même, qu'il sent à son entour. La dignité n'est pas un état mais une relation sociale qui ne tolère pas la moindre hésitation de la balance entre l'estime de soi et la confirmation conférée par les autres. La douleur vide l'intérêt du monde et alimente chez le malade le sentiment qu'il est un poids pour autrui, et de manière définitive si son état ou son âge n'autorisent aucun espoir. Nourri par la douleur, le désir de mourir tend alors à devenir irrésistible et à susciter une*

> *demande expresse auprès des médecins ou des infirmières, ou bien il se traduit par le suicide ou le refus obstiné de se laisser soigner plus longtemps. L'impression pénible d'exister au cœur de la mort en appelle à la mort elle-même pour pouvoir exister. »*

Dès lors que ce sentiment d'inexistence sociale et d'insignifiance même de sa présence devenue poids pour son entourage, comment ne pas envisager que le souhait d'en finir, de précipiter le passage, grâce au concours de la médecine si nécessaire, soit provoqué par l'abandon, vrai ou supposé, dont la personne mourante se sent victime. La demande de fin de vie médicalisée, parfois qualifiée d'euthanasie peut naître, et n'être alors, que conséquence de ce ressenti d'abandon et d'inutilité. Comme le constate Le Breton,

> *« Maintes observations montrent que la demande d'euthanasie naît de l'abandon d'un malade confronté à une fin de vie sans signification, privé de la reconnaissance des autres, mise en face de l'indifférence ou de la réprobation des soignants et dont la douleur n'est pas suffisamment prise ne compte. Plus rien ne donne prix à une existence que le malade considère comme résiduelle, voire "indigne" ».*

Le juriste ne peut, ne doit, pas ignorer cet état d'incertitude sur les motivations mêmes de ces demandes qui, pour légitimes qu'elles soient, demeurent sujettes à interrogations. Le fondement et la légitimité même de l'intervention, éventuelle, du droit sur cette question en découlent.

Le débat contemporain s'est focalisé sur la question de l'euthanasie lequel nécessite, en droit, que l'on revienne sur la définition même du terme. Le mot *euthanasie* n'apparaît que tardivement.

Il convient de reconsidérer le débat contemporain à partir des écrits de Bacon :

> *« Je dirai de plus que l'office du médecin n'est pas seulement de rétablir la santé, mais aussi d'adoucir les douleurs et souffrances attachées aux maladies ; et cela non pas seulement, en tant que cet adoucissement de la douleur, considérée comme un symptôme périlleux, contribue et conduit à la convalescence, mais encore afin de procurer au malade, lorsqu'il n'y a plus d'espérance, une mort douce et paisible ; car ce n'est pas la moindre partie du bonheur que cette euthanasie [...]. Mais de notre temps les médecins [...], s'ils étaient jaloux de ne point manquer à leur devoir, ni par conséquent à l'humanité, et même d'apprendre leur art plus à fond, ils n'épargneraient aucun soin pour aider les agonisants à sortir de ce monde avec plus de douceur et de facilité. Or, cette recherche, nous la qualifions de recherche sur l'euthanasie extérieure, que nous distinguons de cette autre euthanasie qui a pour objet la préparation de l'âme, et nous la classons parmi nos recommandations »* [46].

Le mot *euthanasie* est constitué du préfixe Eu associé au substantif Thanatos qui signifie la « *bonne mort ou la mort douce* ». Signalons que Bacon distingue l'euthanasie intérieure (celle de l'âme) et extérieure (celle du corps) et non l'euthanasie active et passive. Originellement l'*euthanasie* est un accompagnement de la douleur et des souffrances et non l'administration de la mort. Cette conception est encore celle, déjà évoquée, du droit positif français. Ainsi l'article R4127-38 précise que

> *« Le médecin doit accompagner le mourant jusqu'à ses derniers moments, assurer par des soins et mesures appropriés la qualité* ***d'une vie qui prend fin****, sauvegarder la dignité du malade et réconforter son entourage.* ***Il n'a pas le droit de provoquer délibérément la mort****. »*

Pour autant un glissement, voire une dérive, sémantique conduit souvent aujourd'hui à confondre *euthanasie et mort médicalisée.* On assiste en la matière à un mouvement ambivalent d'euphémisation et d'instrumentalisation des concepts de mort, de fin de vie, d'euthanasie…

On remarquera alors que le sens du mot peut se révéler assez éloigné de celui que lui prêtait Bacon. Pour Madame Marie de Hennezel[47], par exemple

> *« Il faut absolument distinguer les limitations et arrêt de traitements devenus inutiles ou refusés par le patient – ce qui relève d'une bonne pratique médicale- de l'euthanasie qui est l'acte de provoquer délibérément la mort. Il faut également distinguer de l'euthanasie certaines pratiques de soulagement des douleurs réfractaires ou des angoisses insupportables, qui peuvent entraîner une mort non recherchée. » Elle remarque en outre, que « de nombreuses enquêtes d'opinion en population générale soulignent le fossé qui existe entre le cadre législatif prohibitif et l'opinion publique. En France, un pourcentage élevé de la population est favorable à l'euthanasie, 85 % selon la SOFRES en 1990, 79 % selon IPSOS en 1999, et 88 % selon l'IFOP en 2002. Ces enquêtes montrent également un hiatus entre l'opinion publique et les médecins qui s'avèrent moins favorables à l'euthanasie. ».*

Cependant elle n'omet pas de rappeler que

> *« ces décalages ne peuvent être interprétés sans prendre en compte le fait que de nombreuses enquêtes « grand public » emploient la notion d'euthanasie sans en donner une définition précise, et que dans les enquêtes françaises « grand public » citées ci dessus, les pourcentages indiqués renvoient à des énoncés différents : « Il faut laisser aux personnes très malades la possibilité de mourir si elles le désirent » (SOFRES 1990) ; « Si vous étiez atteint d'une maladie incurable et en proie à d'extrêmes souffrances, souhaiteriez-vous que l'on vous aide à mourir ? » (IPSOS, 1999) ; « Il faut autoriser les médecins à mettre fin sans souffrance à la vie de ces personnes atteintes de maladies insupportables et incurables, si elles le demandent » (IFOP, 2002). »* [48]

Dans le même sens la loi Belge définit l'euthanasie comme

> *« l'acte pratiqué par un tiers, qui met intentionnellement fin à la vie d'une personne, à la demande de celle-ci ».*

Le choix opéré par le législateur français n'est pas neutre contrairement à ce que l'on peut parfois penser. Le droit positif se prononce pour une conception *baconnienne* de l'*euthanasie*. Cette position peut ne pas paraître satisfaisante, elle ne saurait être accusée de neutralité dans la mesure où l'interdit est clairement énoncé : le médecin « *n'a pas le droit de provoquer délibérément la mort* » cet acte reçoit la qualification criminelle d'homicide, étant prémédité il constitue un assassinat.

Au-delà de ces graves questions confinant à l'éthique et au droit, il convient de remarquer que les textes encadrant les droits des malades contiennent des dispositions plus techniques qui permettent aux praticiens de cerner les contours, juridiques, de leurs rapports avec les patients. Il en est, par exemple, ainsi, des textes encadrant le *triptyque* : *information, consentement, communication.*
Le Code de la santé publique, en effet, contient des dispositions regroupées sous l'intitulé Droits des usagers qui fixent les devoirs et les droits respectifs des acteurs de la relation de soins :

- Droit à l'information
- Droit au consentement
- Droit à la communication

Droits des usagers

Quant à l'information, on remarquera que les difficultés tenant à la compréhension de la langue médicale nécessitent une adaptation du langage qui utilise alors, comme par nécessité, des circonlocutions et autres périphrases.
On note par ailleurs une réelle tendance à l'ambivalence du discours médical, oscillant entre langage technique, voire scientiste, et mode infantilisant. Cette tendance est doublée par le fait que le droit impose, par la loi et par le contrat, une information frisant l'exhaustivité mais demeurant intelligible à tout un chacun. Les difficultés rencontrées, qui se révèlent délicates alors même que le professionnel demeure cantonné dans un rôle *curatif*, s'accroissent invariablement lorsque ce dernier est confronté à l'annonce de l'impasse thérapeutique et à la fin de la vie. L'emploi du trop fameux *Delta Charly Delta*[49] au sens lourd, mais opaque, en est l'exemple le plus topique. Ces difficultés qui sur-

viennent dans la communication, sont liées à la nature même du rapport patient – professionnel de santé.

Rappelons que pour Savatier ce rapport fut d'abord celui d'un profane envers un initié pour devenir celui d'un ignorant envers un savant[50]. En dépit de cette notable évolution, on remarque que le rapport d'égalité n'existe pas, et nécessite donc une compensation par le discours.

Le Professeur Portes n'écrivait-il pas que

> *« Face au patient, inerte et passif, le médecin n'a en aucune façon le sentiment d'avoir à faire (affaire) à un être libre, à un égal, à un pair qu'il puisse instruire véritablement. Tout patient est, et doit être pour lui, comme un enfant à apprivoiser, non certes à tromper – un enfant à consoler, non pas à abuser – en enfant à sauver, ou simplement à guérir…*
> *…le patient à aucun moment ne connaissant, au sens exact du terme, sa misère, ne peut vraiment consentir ni à ce qui lui est affirmé, ni à ce qui lui est proposé. »* [51]

Dès lors la compensation, l'adaptation du langage fait invariablement naître une menace de dérive. On assiste alors à nombre de glissements sémantiques qui peuvent souvent révéler autant de phénomènes d'instrumentalisation.

La difficulté sémantique et linguistique ne se cantonne cependant pas au seul praticien. Le patient peut, lui aussi, être confronté à une impasse de communication. On lira pour s'en convaincre les propos de Virginia Woolf[52]

> *« Le dernier obstacle à la description de la maladie en littérature, c'est l'indigence de la langue. L'anglais, capable de donner voix aux pensées de Hamlet et à la tragédie du roi Lear, est pris de court par le frisson et la céphalée. Tout son développement s'est limité à un seul domaine. Lorsqu'elle tombe amoureuse, n'importe quelle écolière peut faire appel à Shakespeare ou à Keats pour s'exprimer; mais qu'une personne souffrante tente de décrire un mal de tête à son médecin et le langage aussitôt lui fait défaut. N'ayant rien à sa disposition, la voilà obligée d'inventer elle-même des mots et, sa douleur dans une main et un morceau de son pur dans l'autre (comme l'a peut-être fait le peuple de Babel à l'origine), elle espère faire naître de leur entrechoquement un vocable entièrement neuf. Il en résultera probablement quelque chose de ridicule. Car quel Anglais de souche peut s'autoriser de prendre des libertés avec la langue? A nos yeux, c'est une chose sacrée et, partant condamnée à périr, à moins que les Américains, dont le génie est bien plus heureux dans la création de nouveaux mots que dans le maniement des anciens, ne viennent à notre secours en rouvrant les vannes de l'invention. »*

L'information du patient se révèle, donc, un art difficile mais pourtant impératif.

Ainsi l'article L.1111-2 du Code de la santé publique dispose-t-il que

> « *Toute personne a le droit d'être informée sur son état de santé. Cette information porte sur les différentes investigations, traitements ou actions de prévention qui sont proposés, leur utilité, leur urgence éventuelle, leurs conséquences, les risques fréquents ou graves normalement prévisibles qu'ils comportent ainsi que sur les autres solutions possibles et sur les conséquences prévisibles en cas de refus. Lorsque, postérieurement à l'exécution des investigations, traitements ou actions de prévention, des risques nouveaux sont identifiés, la personne concernée doit en être informée, sauf en cas d'impossibilité de la retrouver.*
>
> *Cette information incombe à tout professionnel de santé dans le cadre de ses compétences et dans le respect des règles professionnelles qui lui sont applicables. Seules l'urgence ou l'impossibilité d'informer peuvent l'en dispenser.*
>
> *Cette information est délivrée au cours d'un entretien individuel.*
>
> *La volonté d'une personne d'être tenue dans l'ignorance d'un diagnostic ou d'un pronostic doit être respectée, sauf lorsque des tiers sont exposés à un risque de transmission.*
>
> *Les droits des mineurs ou des majeurs sous tutelle mentionnés au présent article sont exercés, selon les cas, par les titulaires de l'autorité parentale ou par le tuteur. Ceux-ci reçoivent l'information prévue par le présent article, sous réserve des dispositions de l'article L. 1111-5. Les intéressés ont le droit de recevoir eux-mêmes une information et de participer à la prise de décision les concernant, d'une manière adaptée soit à leur degré de maturité s'agissant des mineurs, soit à leurs facultés de discernement s'agissant des majeurs sous tutelle.*
>
> *Des recommandations de bonnes pratiques sur la délivrance de l'information sont établies par la Haute Autorité de santé et homologuées par arrêté du ministre chargé de la santé.*
>
> *En cas de litige, il appartient au professionnel ou à l'établissement de santé d'apporter la preuve que l'information a été délivrée à l'intéressé dans les conditions prévues au présent article. Cette preuve peut être apportée par tout moyen.* »

L'information est donc avant tout, pour le praticien, une obligation légale dont le contenu est précisément fixé ! D'autres éléments textuels interviennent en outre en la matière. Il en est, par exemple, ainsi de l'article 3 de la Charte de la personne hospitalisée de mars 2006 qui précise que « *L'information donnée au patient doit être accessible et loyale. La personne hospitalisée participe aux choix thérapeutiques qui la concernent. Elle peut se faire assister par une personne de confiance qu'elle choisit librement.* »

Sur le plan déontologique plusieurs textes concourent à préciser les devoirs du praticien. L'article R4127-34 du Code de la santé publique

« Le médecin doit formuler ses prescriptions avec toute la clarté indispensable, veiller à leur compréhension par le patient et son entourage et s'efforcer d'en obtenir la bonne exécution. ».

Par ailleurs, l'article R4127-35 du même Code prévoit que

« Le médecin doit à la personne qu'il examine, qu'il soigne ou qu'il conseille une information loyale, claire et appropriée sur son état, les investigations et les soins qu'il lui propose. Tout au long de la maladie, il tient compte de la personnalité du patient dans ses explications et veille à leur compréhension. Toutefois, sous réserve des dispositions de l'article L. 1111-7, dans l'intérêt du malade et pour des raisons légitimes que le praticien apprécie en conscience, un malade peut être tenu dans l'ignorance d'un diagnostic ou d'un pronostic graves, sauf dans les cas où l'affection dont il est atteint expose les tiers à un risque de contamination. Un pronostic fatal ne doit être révélé qu'avec circonspection, mais les proches doivent en être prévenus, sauf exception ou si le malade a préalablement interdit cette révélation ou désigné les tiers auxquels elle doit être faite. »

On voit alors se dessiner une *cartographie* des obligations, légales et contractuelles, et des devoirs, déontologiques et éthiques, des soignants en matière d'information. Se profilent aussi, à la lecture des textes, des difficultés voire des conflits entre ces différents textes.

Il convient, tout d'abord, d'affirmer que l'information est un droit du patient et donc une obligation du soignant repoussant les propos de Guy de Chauliac

« Le médecin attend du patient qu'il/lui/obéisse comme un serf à son seigneur »[53] ainsi que ceux, plus récents, du Pr. Portes[54].

Se pose alors un certain nombre de questions sur cette information.
Selon les dispositions de l'article L1111-2 du CSP, le créancier de l'information est « *Toute personne* ». Le texte se refuse à distinguer[55] et pose donc un principe cardinal imposant l'information au profit de toute personne prise en charge. Chaque patient, malade ou non, jouit donc d'un droit à être informé.

Quant au débiteur de l'information le texte est, là encore, particulièrement clair. L'information incombe à *tout professionnel* dans le cadre de ses compétences ! Un médecin ne peut se décharger de sa propre obligation sous prétexte qu'un confrère est aussi assujetti à pareil devoir. Cela permet d'éclairer les devoirs des omnipraticiens et des spécialistes. Tous doivent une information dans le cadre de leurs compétences propres. Certaines disciplines de spécialités devront, à ce titre, vérifier la conformité de leurs pratiques, on songe, notamment, aux radio-diagnosticiens ou encore aux biologistes.

Quant aux modalités de délivrance de l'information on notera avec intérêt que le texte rappelle que l'information doit être délivrée par oral puisqu'il précise qu'elle est *remise* dans le cadre d'un « *entretien individuel* ». Aucun praticien ne peut donc prétendre être libéré sur la seule foi d'un document contresigné. Encore doit-il pouvoir établir la réalité de l'entretien, la réalité du colloque singulier.

Si l'on aborde la question du contenu de l'information l'article L1111-2 du CSP est une fois encore riche de précision.
Il débute par une précision de principe en vertu de laquelle toute personne à le « *Droit d'être informé sur son état de santé* ». La suite des dispositions permet de comprendre que le praticien doit en la matière une information qui confine à l'exhaustivité. Il doit, en effet, informer son patient sur les investigations, les traitements et actions de prévention proposés, mais aussi sur leur utilité, sur l'urgence éventuelle tout autant que sur leurs conséquences. Il doit encore faire état des risques, fréquents ou graves, qu'ils comportent. Il lui incombe de mentionner les alternatives envisageables ainsi que les conséquences prévisibles auxquelles s'exposerait le patient en cas de refus. Notons que, contrairement à la jurisprudence antérieure à la loi du 4 mars 2002, le texte ne dit pas expressément que le praticien doit informer le patient des risques de réalisation exceptionnelle. On ne doit cependant pas conclure trop hâtivement qu'une telle précision n'est plus imposée. En effet, la référence au *risque normalement prévisible* n'est pas exclusive d'un quelconque caractère d'exception ; un risque exceptionnel peut tout à fait être normalement prévisible pour un homme de l'art au fait des connaissances médicales avérées !

L'obligation dont il s'agit s'inscrit, en outre, dans la durée puisque si des risques nouveaux sont identifiés le débiteur de l'information doit la porter à la connaissance de son ex-patient. Remarquons, encore, qu'elle dépasse le seul cadre médical pour atteindre des aspects économiques lorsque le praticien doit une information sur les frais encourus par le patient[56].

Confinant donc à l'exhaustivité l'information envisagée est cependant l'objet de limites prévues par les textes. Les dispenses envisagées par l'article L1111-2 consistent en l'urgence, en l'impossibilité d'informer et dans la volonté de la personne d'être tenue dans l'ignorance (dans la limite de l'exposition des tiers). Il conviendra d'avoir une réflexion sur les hypothèses de dispense légale et, notamment, sur le concept d'impossibilité. Doit-on avoir une approche restreinte de l'impossibilité, *état végétatif, coma...*, ou doit-on en avoir une réception élargie dans laquelle des éléments tenant à la fragilité psychologique du patient, par exemple, pourraient être pris en considération ?

Un conflit apparent se fait donc jour avec les dispositions déontologiques de l'article R 4127-35 du CSP qui précise que :

> *« dans l'intérêt du malade et pour des raisons légitimes que le médecin apprécie en conscience, un malade peut être tenu dans l'ignorance d'un diagnostic ou d'un pronostic graves... ».*

On remarquera cependant que si l'impossibilité susmentionnée est prise dans un sens élargi, elle peut dans un certain sens rejoindre les raisons légitimes que le praticien se doit d'apprécier en conscience.

Un autre aspect de la dispensation de l'information peut se révéler d'un abord délicat pour le professionnel s'agissant de ses patients mineurs ou majeurs *incapables*. Le rapport entre information et incapacités est, en effet, complexe. Remarquons tout d'abord que les patients incapables ne sont frappés que d'une incapacité d'exercice et non de jouissance. Dès lors, ils disposent des mêmes droits que tout patient, mais ils ne peuvent les exercer que par l'entremise d'un tiers. Pour les mineurs le droit à l'information sera exercé par les titulaires de l'autorité parentale ou, à défaut, par le tuteur. Les titulaires de l'autorité parentale ne sont pas bénéficiaires directs de l'information, ils n'en sont que récipiendaires pour le compte du sujet de droit qu'est le mineur.

S'agissant des majeurs sous tutelle, le droit à l'information est exercé par le tuteur.
Le texte atténue cependant la relative dépossession des incapables en précisant que mineurs et majeurs ont le droit de recevoir eux-mêmes l'information et ont le droit de participer à la prise de décision, d'une manière adaptée à leur degré de maturité, pour les mineurs et en fonction de leurs facultés de discernement pour les majeurs sous tutelle.

Concernant les mineurs, un autre texte vient encore limiter leur incapacité en la matière. L'article L 1111-5 du CSP précise, en effet, que

> *« Par dérogation à l'article 371-2 du code civil, le médecin peut se dispenser d'obtenir le consentement du ou des titulaires de l'autorité parentale sur les décisions médicales à prendre lorsque le traitement ou l'intervention s'impose pour sauvegarder la santé d'une personne mineure, dans le cas où cette dernière s'oppose expressément à la consultation du ou des titulaires de l'autorité parentale afin de*

garder le secret sur son état de santé. Toutefois, le médecin doit dans un premier temps s'efforcer d'obtenir le consentement du mineur à cette consultation. Dans le cas où le mineur maintient son opposition, le médecin peut mettre en œuvre le traitement ou l'intervention. Dans ce cas, le mineur se fait accompagner d'une personne majeure de son choix. Lorsqu'une personne mineure, dont les liens de famille sont rompus, bénéficie à titre personnel du remboursement des prestations en nature de l'Assurance maladie et maternité et de la couverture complémentaire mise en place par la loi n° 99-641 du 27 juillet 1999 portant création d'une couverture maladie universelle, son seul consentement est requis. »

Remarquons que le praticien reste ici *maître du jeu* puisque le texte précise qu'il peut, et non qu'il doit, respecter la demande du patient mineur. S'il accède à sa demande, il veillera à ce que les *parents* ne soient pas informés de manière indirecte, par des relevés de prestation, notamment, si le patient n'est pas personnellement assuré social...

Se pose, enfin, la question du formalisme de l'information. Nous avons vu que l'information devait être dispensée, par oral, dans le cadre d'un entretien individuel. Pour autant le dernier alinéa de l'article L1111-2 doit être envisagé. Il précise qu'

« En cas de litige, il appartient au professionnel ou à l'établissement de santé d'apporter la preuve que l'information a été délivrée à l'intéressé dans les conditions prévues au présent article. Cette preuve peut être apportée par tout moyen. ».

Le texte ne fait ici que reprendre la jurisprudence en vigueur au moment de l'adoption de la loi du 4 mars 2002 qui avait posé le principe du renversement de la charge de la preuve.

On peut donc considérer que si le praticien doit, pour chacune de ses actions, un entretien individuel garantissant une information *loyale, claire et appropriée, pre, per* et *post,* il lui revient aussi de se ménager la preuve de cette information. Dès lors il veillera le plus souvent à garder traces de cette information, le cas échéant par écrit. La formule *preuve par tout moyen* utilisé par le législateur laisse libre le praticien de recourir à la preuve par présomption c'est-à-dire à un faisceau d'indices convergents dont l'addition permet de considérer qu'il s'est correctement acquitté de son obligation. L'écrit, et notamment ce que les médecins – les chirurgiens- appellent improprement un *consentement éclairé* n'est qu'un élément parmi d'autres ! Une attention particulièrement soutenue doit être apportée à la constitution et à la tenue des dossiers des patients qui sont probablement les meilleurs éléments de preuves de l'existence d'un entretien et de son contenu.

L'information requise n'est pas exigée du praticien dans le seul but de permettre au patient de bénéficier d'une connaissance. Sa finalité véritable, qui explique au demeurant son caractère particulièrement étendu, se trouve dans le but poursuivi. Si le professionnel doit informer le patient, c'est afin de lui permettre de prendre une décision en connaissance de cause, d'émettre un consentement éclairé (par l'information).

La finalité de l'information se trouve donc dans la nécessité de donner au patient les moyens de consentir à ce qui lui est proposé ! Les dispositions de l'article L.1111-4, *in limine,* du Code de la santé publique permettent de s'en convaincre.

Ce texte précise que

> « *Toute personne prend, avec le professionnel de santé et compte tenu des informations et des préconisations qu'il lui fournit, les décisions concernant sa santé. Le médecin doit respecter la volonté de la personne après l'avoir informée des conséquences de ses choix. Si la volonté de la personne de refuser ou d'interrompre tout traitement met sa vie en danger, le médecin doit tout mettre en oeuvre pour la convaincre d'accepter les soins indispensables. Il peut faire appel à un autre membre du corps médical. Dans tous les cas, le malade doit réitérer sa décision après un délai raisonnable. Celle-ci est inscrite dans son dossier médical. Le médecin sauvegarde la dignité du mourant et assure la qualité de sa fin de vie en dispensant les soins visés à l'article L. 1110-10.*
>
> *Aucun acte médical ni aucun traitement ne peut être pratiqué sans le consentement libre et éclairé de la personne et ce consentement peut être retiré à tout moment.*
>
> *Lorsque la personne est hors d'état d'exprimer sa volonté, aucune intervention ou investigation ne peut être réalisée, sauf urgence ou impossibilité, sans que la personne de confiance prévue à l'article L. 1111-6, ou la famille, ou à défaut, un de ses proches ait été consulté.*
>
> *Lorsque la personne est hors d'état d'exprimer sa volonté, la limitation ou l'arrêt de traitement susceptible de mettre sa vie en danger ne peut être réalisé sans avoir respecté la procédure collégiale définie par le code de déontologie médicale et sans que la personne de confiance prévue à l'article L. 1111-6 ou la famille ou, à défaut, un de ses proches et, le cas échéant, les directives anticipées de la personne, aient été consultés. La décision motivée de limitation ou d'arrêt de traitement est inscrite dans le dossier médical.*
>
> *Le consentement du mineur ou du majeur sous tutelle doit être systématiquement recherché s'il est apte à exprimer sa volonté et à participer à la décision. Dans le cas où le refus d'un traitement par la personne titulaire de l'autorité parentale ou par le tuteur risque d'entraîner des conséquences graves pour la santé du mineur ou du majeur sous tutelle, le médecin délivre les soins indispensables.*

L'examen d'une personne malade dans le cadre d'un enseignement clinique requiert son consentement préalable. Les étudiants qui reçoivent cet enseignement doivent être au préalable informés de la nécessité de respecter les droits des malades énoncés au présent titre.
Les dispositions du présent article s'appliquent sans préjudice des dispositions particulières relatives au consentement de la personne pour certaines catégories de soins ou d'interventions ».

Si le premier alinéa de l'article L1111-4 permet de prendre conscience de la finalité de l'information dans la préparation du consentement, il conduit encore à considérer que le praticien ne peut se cantonner à la neutralité prônée par certains. Le texte précise en effet que le patient prend une décision en considération d'une information **et** de préconisations que fournit le professionnel. La conjonction de coordination *et* permet d'affirmer que le praticien se doit de dépasser le rôle d'*informateur* pour être *conseilleur*. Devant des préconisations il se doit de prendre position !

Pour autant si le premier alinéa du texte laisse penser que la décision est prise de concert par un *binôme décisionnel* médecin-patient, la suite des dispositions remet le patient en position de seul décideur.

Le médecin, en effet, se voit imposer le respect de la volonté de la personne après l'avoir informée des conséquences de ses choix. Nous avons vu que lorsque « *la volonté de la personne de refuser ou d'interrompre tout traitement met sa vie en danger, le médecin doit tout mettre en œuvre pour la convaincre d'accepter les soins indispensables* » mais qu'au final, le choix demeure au patient. Il convient ici de rappeler que la rédaction initiale du texte était quelque peu différente. Elle était rédigée de la manière suivante :

« *Si la volonté de la personne de refuser ou d'interrompre un traitement met sa vie en danger* ».

Le texte actuel n'utilise plus la formule *un traitement* mais *tout traitement* afin de couper court à toute distinction entre un soin vital ou non : tout soin peut être refusé. Le texte ajoute encore qu'

« *Aucun acte médical ni aucun traitement ne peut être pratiqué sans le consentement libre et éclairé de la personne et ce consentement peut être retiré à tout moment* ».

Il consacre donc le droit au refus de soins pour le patient non seulement *pre* mais encore *post*.

Lorsque le patient dont le consentement est requis est incapable, les mêmes règles qu'en matière d'information prévalent.
Le texte précise :

> *« Le consentement du mineur ou du majeur sous tutelle doit être systématiquement recherché s'il est apte à exprimer sa volonté et à participer à la décision. Dans le cas où le refus d'un traitement par la personne titulaire de l'autorité parentale ou par le tuteur risque d'entraîner des conséquences graves pour la santé du mineur ou du majeur sous tutelle, le médecin délivre les soins indispensables ».*

Si le consentement de l'incapable doit être recherché il peut n'être pas obtenu. Ce sont les titulaires de l'autorité parentale, pour le mineur, ou le tuteur pour le majeur, qui exercent le droit de l'incapable quant au consentement. Pour autant, s'ils émettent un refus de soins, le médecin n'est pas lié dès lors qu'il considère que le souhait exprimé expose la santé de la personne protégée. Il peut alors pratiquer, sans l'accord des représentants, les soins qu'il juge non pas utiles mais indispensables ! Là encore, le praticien veillera scrupuleusement à motiver sa pratique dans le dossier du patient.

Utile précision encore, l'enseignement clinique ne dispense en aucun cas du recueil du consentement.

Le droit par ailleurs permet d'immiscer dans le colloque singulier des tiers n'intervenant pas dans la prise en charge. La loi du 4 mars 2002 a ainsi créé le concept de *Personne de confiance*. L'article L1111-6 du Code de la santé publique[57] dispose que

> *« Toute personne majeure peut désigner une personne de confiance qui peut être un parent, un proche ou le médecin traitant, et qui sera consultée au cas où elle-même serait hors d'état d'exprimer sa volonté et de recevoir l'information nécessaire à cette fin. Cette désignation est faite par écrit. Elle est révocable à tout moment. Si le malade le souhaite, la personne de confiance l'accompagne dans ses démarches et assiste aux entretiens médicaux afin de l'aider dans ses décisions.*
>
> *Lors de toute hospitalisation dans un établissement de santé, il est proposé au malade de désigner une personne de confiance dans les conditions prévues à l'alinéa précédent. Cette désignation est valable pour la durée de l'hospitalisation, à moins que le malade n'en dispose autrement.*
>
> *Les dispositions du présent article ne s'appliquent pas lorsqu'une mesure de tutelle est ordonnée. Toutefois, le juge des tutelles peut, dans cette hypothèse, soit confirmer la mission de la personne de confiance antérieurement désignée, soit révoquer la désignation de celle-ci. »*

On notera que la personne de confiance, si elle ne peut accéder, en principe, à l'examen clinique du patient, peut être présente à la consultation afin de l'aider dans la prise de décision. Par ailleurs, elle sera consultée dans l'hypothèse où le patient serait hors d'état d'exprimer sa volonté.

Il convient, enfin, d'aborder le dernier élément, mais non le moindre, du triptyque *information, consentement, communication.*

L'un des apports essentiels de la loi du 4 mars 2002 consiste sans doute aucun en l'aménagement de l'accès du patient aux informations le concernant. On a souvent réduit ce mécanisme à l'accès au dossier, il apparaît cependant que le droit conféré est d'une grande amplitude.
L'article L1111-7 du Code de la santé publique précise que

> « *Toute personne a accès à l'ensemble des informations concernant sa santé détenues, à quelque titre que ce soit, par des professionnels et établissements de santé, qui sont formalisées ou ont fait l'objet d'échanges écrits entre professionnels de santé, notamment des résultats d'examen, comptes rendus de consultation, d'intervention, d'exploration ou d'hospitalisation, des protocoles et prescriptions thérapeutiques mis en œuvre, feuilles de surveillance, correspondances entre professionnels de santé, à l'exception des informations mentionnant qu'elles ont été recueillies auprès de tiers n'intervenant pas dans la prise en charge thérapeutique ou concernant un tel tiers.* ».

C'est l'accès à l'ensemble des informations concernant le patient qui est garanti et non pas seulement celles figurant dans un dossier à géométrie variable. La question de l'accès aux « *notes manuscrites personnelles* » que détiendrait le praticien a, notamment, été largement débattue.

La formule légale de l'article L1111-7 parait sans ambiguïté puisqu'elle permet l'accès à l'ensemble des informations concernant sa santé, détenues, à quelque titre que ce soit, par des professionnels et établissements de santé, qui sont formalisées. Mais le doute a pu germer chez certains à raison des dispositions, d'ordre déontologique, de l'article R4127-45 du Code de la santé publique qui précisent que

> « *Indépendamment du dossier de suivi médical prévu par la loi, le médecin doit tenir pour chaque patient une fiche d'observation qui lui est personnelle; cette fiche est confidentielle et comporte les éléments actualisés, nécessaires aux décisions diagnostiques et thérapeutiques.* »

La référence au caractère personnel de la fiche d'observation a été parfois considérée comme induisant une appropriation de ce type de document au profit du praticien. Ceci conduirait alors à considérer que le secret pourrait être opposé au patient lui-même alors qu'il est institué à son profit!

Rappelons que ce dernier texte est, dans la hiérarchie des normes, d'intensité moindre que l'article L 1111-7 qui est issu non d'un décret mais d'une loi.

Rien dans la formulation légale ne permet de considérer que le praticien peut garder, par devers lui, des notes qu'il considère comme personnelles. Soit elles concernent la santé du patient et doivent lui être communiquées, soit elles ne concernent pas sa santé et rien ne justifie que le médecin en soi détenteur. L'argument tiré du caractère manuscrit des dites notes n'est pas davantage convainquant. Les informations visées sont celles qui sont formalisées, or l'écrit, même de la main du praticien, est bien un mode de formalisation.

Dès lors, les seules informations qui ne pourront être communiquées au patient sont celles mentionnées expressément à l'article L 1111-7. Il s'agit des informations recueillies auprès de tiers ou concernant des tiers.

Nous espérons qu'à l'issue de ce bref tour d'horizon des principaux éléments constitutifs du droit médical, le lecteur sera convaincu que la connaissance de l'environnement juridique est aujourd'hui une nécessité pour les soignants.

L'ignorance en la matière est comme toujours source de désinformation. Le droit médical doit être compris comme posant un cadre à des activités et des relations entre personnes. Le patient ne saurait être considéré au travers de sa seule pathologie, le soignant ne peut être résumé à un prestataire de services. Dès lors le droit médical correctement appréhendé n'est plus un frein, il est un lien. Pas davantage que dans les autres disciplines juridiques, le droit médical ne doit être conçu comme une fin, il doit demeurer un simple moyen.

---

[1] R. Savatier, *Les Métamorphoses économiques et sociales du droit privé d'aujourd'hui*, Dalloz 1959, L'universalisme renouvelé des disciplines juridiques, *Au confluent de deux humanismes : ententes et mésententes entre médecins et juristes*, p. 234, n° 213 : « *Médecin et juriste incarnent deux*

humanismes... Toutefois l'être humain est si riche que le médecin et le juriste, le regardant respectivement sous l'angle de leur profession, ne se rencontrent pas immédiatement... Mais, par le sommet, les deux professions se rejoignent. Le médecin, à travers le corps qu'il soigne, noue nécessairement un lien étroit avec cette "personne" qui préoccupe le juriste. Et le juriste... prend nécessairement appui sur les corps humains qui sont l'élément vivant de la personne. »

[2] Sanitas, atis, f.: - 1 - santé, raison, bon sens. - 2 - pureté (du style), bon goût. - 3 - bon état (des choses), solidité. - sapientia sanitas est animi, Cic.: la sagesse est la santé de l'âme./ sano, are, avi, atum: - tr. - 1 - rendre sain, guérir. - 2 - réparer, remettre en bon état, remédier à. - 3 - calmer, apaiser, ramener à la raison. - malum sanare: guérir une maladie.

[3] La constitution de l'Organisation Mondiale de la Santé a été adoptée à New York le 22 Juillet 1946. Le but est affiché est d'amener tous les peuples au niveau de santé le plus élevé possible.

[4] Des points de convergence existent: épizootie vache folle et MKJ, rage. Rappelons qui si l'Animal n'est pas homme il dépasse, en droit, le statut de simple chose (res): loi du 10 juillet 1976 (*l'animal est un être sensible*).

[5] Hippocrate de Cos

[6] DOMAT, Les Loix civiles dans leur ordre naturel, Le Droit Public, et legum delectus, par Hericourt et de Bouchevret & C. Ganeau M.D.C.C. XLV, titre XVIII Des Hôpitaux, p. suiv-519. « ***La police temporelle a aussi son utilité dans les établissements d'hôpitaux,*** *en ce qu'on tire ceux qu'on y reçoit de la nécessité de vaguer mendians leur pain, & de la fainéantise qui multiplie les larcins, les vols et les meurtres ; Et les hôpitaux, sur tout ceux qu'on appelle hôpitaux généraux, ont encore cette utilité pour la religion & la police, que les aumônes sont plus utilement employées, que les pauvres sont mieux secourus, qu'ils ne sauraient l'être dans les autres lieux où leur pauvreté pourroit leur permettre de se retirer; & qu'ainsi cessant de vaguer, ils sont beaucoup moins à charge au public* ».

[7] DEMICHEL , Droit Médical, Berger-Levrault, oct.1983, p.173

[8] On doit ici noter que l'inscription, par la loi du 4 mars 2002, des droits du malade dans le champ d'une démocratie sanitaire est loin d'être neutre. Ces droits subjectifs ne sont pas reconnus à raison de la faiblesse de la position du patient: ils ne s'inscrivent pas, dès lors, dans le champ du droit de la consommation. Ils sont reconnus à des citoyens et sont donc la contrepartie de devoirs, voire d'obligations, assumés par les assurés-citoyen qui ne sont aucunement des assistés!

[9] G. Brassens, *Le Mauvais sujet repenti,* « *L'avait l'don, c'est vrai, j'en conviens, L'avait l'génie, Mais sans technique, un don n'est rien Qu'un'sal'manie...* ».

[10] R. Savatier, Les Métamorphoses..., seconde série op. cit., *sociologie juridique des professions libérales,* p.229, n° 205; J. Savatier, note sous Trib. civ de la Seine, 27 juin 1956, JCP 195-, II, 9624; F. Vialla, *L'introduction du fonds libéral en droit positif français,* Litec 1998, Bibl. dr. Entr., Préface J.J. Daigre, p24, n° 27.

[11] Pr. PORTES, A la recherche d'une éthique médicale, Paris p 163, « *Face au patient, inerte et passif, le médecin n'a en aucune façon le sentiment d'avoir à faire (affaire) à un être libre, à un égal, à un pair qu'il puisse instruire véritablement. Tout patient est, et doit être pour lui, comme un enfant à apprivoiser, non certes à tromper – un enfant à consoler, non pas à abuser – en enfant à sauver, ou simplement à guérir, à travers l'inconnue des péripéties... le patient à aucun moment ne connaissant, au sens exact du terme, sa misère, ne peut vraiment consentir ni à ce qui lui est affirmé, ni à ce qui lui est proposé.* »

[12] D. Carricaburu et M. Ménoret, *Les transformations dans la relation médecin/patient: mythe et réalités,* in Cahiers Français 324 sous la direction de Ph. Tronquoy, La santé, Médecine et démocratie, La Documentation Française, p82.

[13] CSP art. L1111-5.

[14] Technicité accrue, écran technique, spécialisation...

[15] Est exemplaire à ce titre, la création à Montpellier en 1181 par Guilhem VIII d'une école de médecine au nom du bien public et pour le bienfait de toute la communauté, M. Nicoud.

[16] C. Cristiniani, *Ethique des consilia et de la consultation : à propos de la cohésion morale de la profesion médicale (XIIIe-XIVe siècles)*

[17] Consubstantielle à sa fonction et refusée aux charlatans qui se voient interdire de *consilium dare*

[18] H. de Mondeville, *Cyrurgia,*éd. JL Platel, Berlin 1892

[19] Les travaux d'Arnaud de Villeneuve vont aussi dans ce sens.

[20] F. Vialla, *ANAES et HAS oracles des données acquises de la science ?,* obs sur CE 12 janvier 2005 Rev. *Droit & Santé* n° 7, p.397 et s

[21] Conférences de consensus, consensus formalisés, RMO, avis

[22] Le mécanisme juridique de la présomption simple est utilisable ; il se révèle cependant partiellement insuffisant

[23] Etymologie : Therapeutikos de therapeueîn : soigner, améliorer l'état de santé ; Therapeutês : médecin

[24] Bulletin de l'Ordre National des Médecins N°04 avril 2007 www.conseil-national.medecin.fr

[25] *Le patient, le médecin et la société - Dix principes pour une confiance partagée, in* Bulletin n° 04 avril 2007, www.conseil-national.medecin.fr : **9e principe : La liberté de prescription ne peut être encadrée que par les seuls critères de qualité des référentiels médicaux**... **Principe historique cardinal d'indépendance, la liberté de prescription** a vu évoluer les conditions de son application. **Si des restrictions peuvent être acceptées à ce sujet, toute restriction à la liberté de prescription ne peut reposer que sur des référentiels de bonne pratique, et ceux-ci ne peuvent être reconnus comme tels que :**
- **s'ils sont définis par des collèges professionnels compétents ;**
- **s'ils ne sont pas fondés sur des critères économiques isolés ;**
- **s'ils sont indépendants des influences de l'industrie pharmaceutique et bio-médicale**.

À **l'identique de la liberté de prescription, l'autonomie de la décision médicale ne doit reposer que sur un encadrement défini par les référentiels professionnels**.
Dans le système hospitalier public existe le risque de conflit entre, d'une part, la notion d'indépendance professionnelle de l'exercice médical et l'autonomie de la décision médicale, et, d'autre part, le pouvoir administratif et les contraintes financières.

[26] Une décision importante doit être connue : **Tribunal des conflits, 14 févr. 2000** : « *En vertu du contrat d'hospitalisation et de soins le liant au patient, un établissement de santé privé est responsable des fautes commises tant par lui-même que par ses substitués ou ses préposés qui ont causé un préjudice à ce patient ;* ***Eu égard à l'indépendance professionnelle dont bénéficie le médecin dans l'exercice de son art qui est au nombre des principes généraux du droit,*** »

[27] DOMAT, Des Universités, & c. Tit. XVII, Sect. II, 501-502

[28] Délibération de la HALDE du 6 novembre 2006, www.halde.fr

[29] Rapport *les refus de soins aux bénéficiaires de la CMU,* http:// lesrapports. ladocumentation francaise. fr/BRP/064000895/0000.pdf.

[30] La référence faite dans la loi du 4 mars 2002 à la démocratie sanitaire n'est pas neutre au moment de trouver un fondement aux droits des patients. Les droits reconnus simplement à raison de la vulnérabilité de ces personnes feraient entrer la matière dans le champ du droit de la consommation. Assis sur une démocratie sanitaire, ces droits ne sont reconnus aux citoyens qu'en contrepartie de devoirs.

[31] CSP Art. L. 1110-3. « Aucune personne ne peut faire l'objet de discriminations dans l'accès à la prévention ou aux soins. »

[32] CSP Article L1110-4, alinéa 1, (Loi n° 2002-303 du 4 mars 2002 art. 3 Journal Officiel du 5 mars 2002) (Loi n° 2004-810 du 13 août 2004 art. 2 II Journal Officiel du 17 août 2004) : « *Toute personne prise en charge par un professionnel, un établissement, un réseau de santé ou tout autre organisme participant à la prévention et aux soins a droit au respect de sa vie privée et du secret des informations la concernant* ».

[33] 226-13 du Code pénal : « *la révélation d'information à caractère secret par une personne qui en est dépositaire soit par état ou par profession, soit en raison d'une fonction ou mission temporaire, est punie d'un an d'emprisonnement et de 15 000€ d'amende.* »

[34] Depuis l'arrêt Mercier du 20 mai 1936.

[35] CSP Article R4127-38 : « *Le médecin doit accompagner le mourant jusqu'à ses derniers moments, assurer par des soins et mesures appropriés la qualité d'une vie qui prend fin, sauvegarder la dignité du malade et réconforter son entourage. Il n'a pas le droit de provoquer délibérément la mort.* ».

[36] Dans de multiples cas, le patient pourrait être conscient, doté de discernement mais hors d'état d'exprimer sa volonté. Il est d'évidence, ici, qu'il ne saurait être question de lui retirer son droit à prendre la décision de santé le concernant.

[37] Jean-Pierre VERNANT : l'individu, la mort, l'amour (soi-même et l'autre en Grèce ancienne), Folio histoire, III Mort grecque mort à deux faces p. 81.

[38] La Rochefoucault, mais aussi Cervantes voire Héraclite.

[39] P. Ariès, *Essai sur l'histoire de la mort en Occident de Moyen-Âge à nos jours,* Le Seuil, 1977.

[40] Pensées IV, 5.

[41] Rappelons que pour Littré la mort est définie comme *La fin de la vie.*

[42] CSP Art. R 1232-1 « Si la personne présente un arrêt cardiaque et respiratoire persistant, le constat de la mort ne peut être établi que si les trois critères cliniques suivants sont simultanément présents :
1° Absence totale de conscience et d'activité motrice spontanée ;
2° Abolition de tous les réflexes du tronc cérébral ;
3° Absence totale de ventilation spontanée. »

[43] Cette difficulté, d'ailleurs, est une constante pour l'ensemble des frontières de la vie (Vs commencement de sa vie : C. civ. : Article 16 : « La loi assure la primauté de la personne, interdit toute atteinte à la dignité de celle-ci et garantit le respect de l'être humain dès le commencement de sa vie. »)

[44] Quelque exemple parmi d'autre de la cacophonie législative en matière de dignité et de qualité de fin de vie : CSP art. L.1110-4 évoque le droit à « *une vie digne jusqu'à la mort* » ; CSP art. L 1111-5, CSP art. L1111-10 et CSP L1111-13 « *Le médecin sauvegarde la dignité du mourant et assure la qualité de sa fin de vie* » ; l'Article R4127-38 évoque « la qualité d'une vie qui prend fin », CSP Article L1110-2, CSP Article L1110-11.

[45] Le Breton : *Anthropologie de la douleur,* Métailié, 2006, p.36.

[46] F. Bacon, *Du progrès et de la promotion des savoirs,* livre II, partie 3, Gallimard, 1991, p. 150. Ed originale 1605.

[47] Mission « Fin de vie et accompagnement », rapport remis à Monsieur Jean-François Mattéi, Ministre de la Santé, Octobre 2003, www.sante.gouv.fr, p.12 et s. ; Auteur de nombreux ouvrages sur la question Mme M. de Hennezel a notamment publié *La mort intime,* éd. Robert Lafont 1995, préf. F. Miterrand, lire aussi *L'art de mourir* et *Nous ne nous sommes pas dit au revoir,* Pocket.

[48] A consulter aussi : **www.has.fr**, Conférence de consensus *L'accompagnement des personnes en fin de vie et de leurs proches,* Mercredi 14 et jeudi 15 janvier 2004, Faculté Xavier-Bichat - Paris.

[49] DCD pour décédé.

[50] R. Savatier, *Les métamorphoses,* 2e série, chap. VII précité, p.189, p191.

[51] L. PORTES, A la recherche d'une éthique médicale, Paris p 163.

[52] Virginia Woolf : De la maladie, Rivage Poche/petite bibliothèque ; p. 29.

[53] G de Chauliac, *in Chirurgica Magna XIVe siècle.*

[54] L. Portes, *A la recherche d'une éthique médicale,* op. cit. p 163.

[55] La maxime *ubi lex non distinguit nec nos distinguere debemus (la où la loi ne distingue pas il n'y a pas lieu de distinguer)* conduit dès lors à interdire toute considération ou exception non prévue par la loi elle-même.

[56] CSP art. L1111-3.

[57] « *Une personne durablement empêchée, du fait de limitations fonctionnelles des membres supérieurs en lien avec un handicap physique, d'accomplir elle-même des gestes liés à des soins prescrits par un médecin, peut désigner, pour favoriser son autonomie, un aidant naturel ou de son choix pour les réaliser.*
La personne handicapée et les personnes désignées reçoivent préalablement, de la part d'un professionnel de santé, une éducation et un apprentissage adaptés leur permettant d'acquérir les connaissances et la capacité nécessaires à la pratique de chacun des gestes pour la personne handicapée concernée. Lorsqu'il s'agit de gestes liés à des soins infirmiers, cette éducation et cet apprentissage sont dispensés par un médecin ou un infirmier.
Les conditions d'application du présent article sont définies, le cas échéant, par décret. »

3 LES CONTRAINTES ÉTHIQUES

Claude HUMEAU

LES GRANDS PRINCIPES

En matière de respect pour la nature et plus précisément pour la vie, l'espèce humaine s'est octroyée à elle-même un statut particulier, qui la distingue fondamentalement du reste du monde vivant. Si le respect dû à la vie végétale et animale trouve sa motivation d'abord dans des croyances superstitieuses puis maintenant dans des préoccupations écologiques, le respect dû à la vie humaine a une tout autre connotation. Tandis que le premier est d'inspiration vulgairement utilitaire, le second procède d'un sentiment d'orgueil transcendé par les religions en une qualité de haute valeur morale qu'il est convenu d'appeler la dignité humaine. La conscience d'exister, le sentiment d'être supérieur aux autres espèces, la conviction d'avoir été spécialement créé à l'image des dieux et selon leur volonté sont à la source de cette notion de dignité, qu'il est cependant bien difficile d'objectiver. Ce concept étant devenu assez flou depuis qu'il est coupé de ses racines religieuses, la définition de critères distinguant dans son statut l'espèce humaine des autres espèces animales soulève en effet d'interminables disputes. Les données anatomiques, physiologiques, puis finalement génétiques permettent dans une certaine mesure de définir l'hominisation, mais elles sont quasi-impuissantes pour l'instant à définir l'humanisation.

L'hominisation est le processus évolutif qui a produit l'ensemble des caractères de l'Homo sapiens le différenciant des autres espèces animales, en particulier des primates apparentés. On peut citer pêle-mêle toute la série classique de ces caractéristiques acquises au fil du temps : la bipédie, les modifications du larynx aboutissant à la phonation, les modifications du tube digestif et de la dentition aboutissant à l'omnivorisme, l'augmentation du volume crânien et de l'encéphale avec le perfectionnement des circonvolutions et la différenciation d'aires particulières ; partant de là, le langage et la communication orale, l'invention des outils, la maîtrise du feu, etc. Le support génétique de ces caractéristiques tient en partie à la présence de gènes nouveaux (assez peu, puisqu'il n'y a que 2 % de différences entre l'homme et le chimpanzé), mais surtout d'allèles nouveaux (30 % d'allèles différents) et plus encore à des différences d'activité des gènes ou à des interactions géniques nouvelles. Il n'y a pas de hiatus net entre l'espèce humaine et les plus proches simiens, puisque l'on trouve chez ces derniers des ébauches de toutes ces caractéristiques, ce qui témoigne, comme c'est le cas général en zoologie, non pas d'une césure mais d'une transformation progressive. En tout cas rien dans l'hominisation ne permet d'argumenter sur une différence de statut moral entre les animaux les plus évolués et l'homme.

Avec la notion d'humanisation, qui désigne les caractéristiques intellectuelles et culturelles, c'est-à-dire les activités qui relèvent de l'esprit, il devient plus aisé de distinguer l'homme de la bête. Elle découle évidemment de l'hominisation, et en particulier de la cérébralisation, qui en est le support matériel. On peut citer là aussi les habituels critères : la pensée et la conscience, conscience de soi, de l'espace, du temps et de la mort ; la sociabilité, le rire et l'altruisme ; l'ensemble des sentiments et des émotions, la passion, la colère et la haine, l'amour et l'érotisme ; la raison, la soif de connaître et de comprendre la nature, le désir de la contrôler ; le développement de la technique destinée à adapter le milieu aux besoins en échappant ainsi à la contrainte inverse de s'adapter au milieu imposée aux autres êtres vivants ; l'imagination et la créativité ; le culte du savoir (distinction entre le vrai et le faux), de l'art (distinction entre le beau et le laid), de la morale (distinction entre le bien et le mal), de la justice et de la liberté ; et par-dessus tout sans aucun doute, car il n'y en a aucune trace chez les animaux, l'invention du sacré. Chaque individu, sous les influences conjuguées de son potentiel génétique et des contraintes environnementales, déploie un éventail propre de ces caractéristiques qui lui permettra d'exercer son rôle de personne humaine (personna = masque dans le théâtre romain). Si on peut objecter qu'il y a aussi des émotions et peut-être même une ébauche de culture très rudimentaire chez les animaux, d'ailleurs assez difficile de distinguer de l'instinct, et que dans certaines circonstances les hommes retournent facilement à l'inhumain et au comportement bestial, il n'en reste pas moins que la pulsion à cultiver de manière invétérée et consciente ces valeurs et à tendre vers une sorte de perfection morale et de bien-être n'appartient qu'à l'espèce humaine. En somme ce qui fait l'homme c'est son instinct à sortir de la condition animale et surtout la volonté qu'il déploie, confronté à une véritable tâche de Sisyphe, pour y parvenir.

Dans cette lutte entre la culture et la nature, par une sorte de consensus implicite, très largement inspiré par le courant hippocratique et la morale chrétienne, un certain nombre de qualités ont été progressivement attribuées à la vie humaine. Des normes ont été définies, que l'on considère comme indispensables pour permettre à l'homme d'assumer son statut et que l'on doit respecter, car elles sont garantes de la dignité humaine. Ce sont en définitive, face à la menace latente d'un retour à la barbarie, des droits : les droits à l'unicité, à l'intégrité, à l'incessibilité, à l'indécidabilité et à la liberté, si l'on veut s'en tenir à l'essentiel impliqué dans notre domaine.

Chaque être humain doit être unique. C'est à l'origine une qualité que possèdent en commun tous les représentants des espèces utilisant la reproduction sexuée, dont l'essence même est de produire indéfiniment des multitudes de variantes individuelles, et à ce titre c'est un principe général de la biodiversité. S'agissant de notre espèce, c'est outre la présence de traits morphologiques et physiologiques propres la possession de caractéristiques psychologiques et culturelles. C'est l'appartenance à un sexe ; c'est avoir son individualité, ses opinions et ses sentiments, sa culture, ses croyances et sa religion ; c'est la conscience d'être pourvu d'une identité et de ne pas être interchangeable comme constituant utile du corps social, et donc le sentiment d'altérité avec en contrepartie le respect d'autrui. Cela revient à dire que les hommes sont égaux en droit de devenir différents, c'est-à-dire inégaux quant à leurs facultés d'adaptation.

L'être humain a droit à la protection de son intégrité. D'où l'interdiction de tuer, de mutiler, de manière générale de porter atteinte à l'intégrité physique ; cette notion s'étend d'ailleurs au cadavre, que l'on est tenu de respecter. C'est aussi l'interdiction de porter atteinte à l'intégrité psychologique, de conditionner, de harceler, de discriminer en fonction de caractéristiques morphologiques, génétiques, sexuelles, comportementales, religieuses ou idéologiques, de priver de liberté, de se livrer à des pratiques dégradantes. L'être humain ne peut pas être l'objet d'expérimentation, même à l'état de cadavre. Par extension c'est aussi le respect à accorder au patrimoine génétique de chacun, et même au patrimoine génétique de l'espèce, qui ne devrait pas être manipulé.

L'être humain est incessible. Il se différencie fondamentalement d'une chose, et en tant que tel il est inaliénable ou indisponible. Il ne peut donc pas être donné ou *a fortiori* l'objet d'un commerce. Ceci est bien entendu valable pour un être humain pris dans sa totalité, qui ne peut donc pas être soumis à l'esclavage. Mais pour ses organes, ses cellules, ses liquides organiques comme le sang, il en va en partie autrement ; s'ils ne peuvent en effet être réduits au rang de marchandises, leur don librement consenti est considéré comme une forme élevée d'altruisme. On pense évidemment aux cellules germinales, qui de surcroît véhiculent le patrimoine génétique, et cette notion s'étend donc aussi au génome, à son ensemble comme à une partie, c'est-à-dire à un gène, qui ne doit pas être commercialisé ou breveté.

L'être humain est indécidable. On considère parfois qu'à ce titre on ne doit pas décider de sa naissance ou de sa non-naissance ; autrement dit, on ne doit pas s'opposer à sa venue et, à l'inverse, on doit accepter la stérilité qui dépend finalement des lois naturelles. A cette acception large du principe d'indécidabilité s'en ajoute une autre, plus généralement admise, mettant l'accent sur le qualitatif : on ne doit pas décider des caractéristiques d'un être humain, qui doit être ce qu'en font les hasards de la reproduction sexuée, avec ses qualités génétiques, sa normalité ou non, le handicap n'étant en aucune façon regardé comme dégradant, si tant est d'ailleurs que l'on puisse définir une frontière objective entre le normal et l'anormal. Toute tentative de modifier ou de sélectionner le patrimoine génétique est donc contraire à la dignité humaine, de même que celle qui viserait à intervenir sur le cours du développement embryonnaire.

L'être humain doit pouvoir exercer sa liberté, son libre arbitre. Ce qui implique que dans son jeune âge il doit pouvoir bénéficier des circonstances qui l'amèneront à un développement physique et psychique harmonieux. Autrement dit il doit avoir au moins deux parents et pas plus de deux, de sexe différent, et il doit pouvoir connaître ses origines, comme l'exige l'ordre familial établi par un empirisme séculaire. Cette notion de liberté s'étend bien entendu au droit de chacun d'exercer son autonomie reproductive, son projet parental, qui ne saurait être prescrit ou contrarié par un tiers.

On voit bien que c'est uniquement la vie humaine qui est ainsi protégée. La vie végétale ne connaît aucune de ces mesures de protection. Quant aux animaux, ils sont sélectionnés, croisés, parfois reproduits à l'identique, sacrifiés, soumis à l'expérimentation, vendus comme des choses. Il est vrai qu'un courant tend à officialiser des règles plus "humaines" à l'égard des animaux, que s'impose depuis longtemps une minorité, mais c'est par compassion. Il est vrai que l'on se préoccupe aussi de préserver la biodiversité animale et végétale, mais c'est en définitive pour assurer, en protégeant son environnement, la survie de l'espèce humaine.

Ces principes étant définis, il n'est pas certain qu'ils fassent l'objet d'un consensus parfait, pour plusieurs raisons : ils sont considérés parfois comme un produit de l'occidentalisme et non comme universels, et ils pourraient être, s'ils sont pris dans une acception littérale et exacerbée, à la source d'un individualisme institutionnalisé contrariant en retour l'ordre social. Toutefois en les tenant comme valables, car ils ont largement fait leurs preuves en matière de civilisation, pour ce qui nous concerne dans le domaine de la procréatique, tout le problème est de savoir à partir de quel stade du développement on se trouve en présence d'un être humain, qui doit bénéficier du respect de sa dignité. S'appliquent-ils non seulement à l'adulte et à l'enfant (ce qui est relativement nouveau), mais aussi au fœtus ou à l'embryon ? Se pose donc le difficile problème du début de la vie d'un être humain et surtout d'une personne humaine.

LE PRIX ÉTHIQUE À PAYER

Même si on fait l'hypothèse qu'il y a chez l'homme une pulsion incoercible à tout contrôler, il faut admettre que s'il existe un tel déploiement de techniques c'est qu'elles correspondent à un besoin, bien qu'il ne soit pas exclu qu'elles puissent parfois aussi le créer ou au moins le stimuler. Or elles sont pour la plupart en contradiction plus ou moins grave avec l'un ou l'autre des grands principes de notre culture fondamentale. Dans quelle mesure ces besoins sont-ils légitimes ? Et s'ils le sont jusqu'à quel point peut-on tolérer des infractions à ces principes, autrement dit quel prix éthique peut-on payer ?

Le poids de l'utilitaire

Nous sommes en médecine et l'utilitaire se mesure à l'aune de son objectif qui est la santé, c'est-à-dire le bien-être physique et mental. N'y a-t-il pas danger à ce que la médecine en se nourrissant de ses propres succès ne sorte de son champ d'action purement sanitaire pour devenir en douceur, par l'étape compassionnelle, une médecine de convenance ? En outre en médecine de la reproduction rien n'est comme ailleurs, car les intérêts des protagonistes à la source de la demande et ceux des futurs êtres peuvent ne pas coïncider.

Il ne fait aucun doute que parmi ces techniques il en est qui relèvent d'une médecine réparatrice, dont l'objectif est de rétablir les effets d'une fonction défaillante. Ce sont celles qui visent à rendre fécond un couple stérile, regroupées sous le terme d'Assistance Médicale à la Procréation. Mais ce n'est pas si simple ; en effet, si parmi ceux qui sont stériles quelques-uns sont atteints d'un handicap visible qui est la cause de leur stérilité, la plupart sont atteints apparemment seulement dans leur bien être mental, sans souffrance physique, sauf parfois par effet secondaire psychosomatique, et leur pronostic vital n'est pas menacé. Ce qui bien souvent conduit le profane non concerné à croire que la stérilité n'est pas une maladie mais un "état". Pourtant c'est bien une pathologie, un dysfonctionnement de l'appareil génital, qui comme tant d'autres maladies ne met pas la vie en danger. On pourrait d'ailleurs soutenir que la stérilité est peut-être la maladie par excellence, puisqu'elle pourrait compromettre non pas la survie individuelle mais celle de l'espèce. Pour autant on n'a pas réglé le problème, puisque admettre que ces couples ont droit à un traitement c'est admettre ipso facto qu'ils ont "droit" à un enfant ; or avoir droit à une personne paraît choquant et on oppose alors les droits de l'enfant, mais cette problématique existe aussi en procréation naturelle où elle ne retient pas spécialement l'attention.

Une nouvelle branche de la médecine pourrait naître à partir des biotechnologies de la reproduction, C'est la médecine régénératrice issue du clonage incomplet dit thérapeutique. A priori son but est louable et correspond à l'objectif fondamental de la médecine, qui est de préserver la vie, en l'occurrence en remplaçant sans risque de rejet un tissu défaillant par un tissu en principe tout neuf. Se rapproche de cette pratique, quoique de nature différente, la production délibérée d'un enfant "médicament", sélectionné par diagnostic pré-implantatoire pour sa compatibilité tissulaire avec son frère ou sa sœur malade, aux fins de lui fournir une greffe également sans risque de rejet. A noter que l'on rejoint le cas de figure du paragraphe précédent si le tissu que l'on régénère est du tissu germinal, producteur de gamètes.

D'autres applications relèvent d'une médecine compassionnelle. La première constitue une sorte d'urgence eugénique : la très grande majorité des anomalies congénitales, génétiques ou non, surviennent inopinément et leur découverte en cours de grossesse par le diagnostic prénatal crée une situation de détresse qui amène le plus souvent à la décision d'empêcher cette naissance. La deuxième, relevant elle aussi d'une médecine eugénique domestique, concerne ceux qui, par le conseil génétique, se savent à risque de donner naissance à un enfant malade ; ils sont parfois eux-mêmes malades ou souffrent d'un handicap, mais la plupart ne portent pas d'atteintes physiques et ne sont pas en danger vital ; ce sont des porteurs sains d'un gène délétère sans expression visible chez eux, soit parce qu'il est récessif, soit parce qu'il a une pénétrance incomplète, une faible expressivité ou plus rarement une expression retardée. Ils ne souhaitent pas donner naissance à un enfant malade (qui sera d'ailleurs souvent un second) ou même à un enfant sain mais porteur, amené à revivre les mêmes affres qu'eux, et ils demandent donc à bénéficier des moyens existants, DPN et DPI, pour éviter ce qui serait pour eux une catastrophe. Enfin la troisième concerne ceux qui, ne rentrant dans aucune des deux catégories précédentes, souhaitent arrêter le cours du développement d'un fœtus ou d'un embryon a priori normal : si l'on excepte les rares cas de contre-indications à la grossesse, qui compromettraient la survie de la femme, la demande vient de femmes en détresse aux prises avec une grossesse indésirée qui met en péril leur bien-être mental et social et même celui de leur éventuel enfant. Cette situation pourrait aussi mettre en danger leur bien être physique si elles s'adonnaient à des pratiques sauvages et incontrôlées pour interrompre leur grossesse. La stérilisation et la contraception rentrent aussi dans ce cadre d'une médecine compassionnelle, mais comme mesures préventives.

Il s'agit enfin d'une véritable médecine de convenance quand, la maladie ou la détresse étant totalement absentes, l'objectif est de préserver ou d'améliorer un confort déjà existant, avec le choix du sexe ou la maternité de substitution sans indication médicale et finalement le clonage reproductif complet, qui devient la concrétisation d'un fantasme, encore qu'il pourrait rentrer dans le cadre de la médecine réparatrice s'il est mis en œuvre pour palier l'absence de gamètes.

Les concessions

Certains de ces besoins sont satisfaits au prix d'entorses aux principes fondamentaux, soit parce que ces entorses sont bénignes, soit le plus souvent parce que le poids de la détresse est perçu comme intolérable. C'est donc la compassion qui dans bien des cas l'a emporté, en tout cas la compassion à l'égard des adultes et plus rarement celle à l'égard des fœtus ou des embryons. Toutefois certaines pratiques sont totalement interdites et d'autres sont l'objet de discussions récurrentes. Nous nous plaçons uniquement dans le cadre de la réglementation française.

Les pratiques autorisées

Certaines ont fini par être acceptées plus ou moins difficilement : la contraception, l'insémination artificielle, la fécondation *in vitro*, la stérilisation, le fœticide, l'embryocide. Leur officialisation a parfois été très controversée, comme celle de la contraception (loi Neuwirth en 1967) ou de l'IVG (loi Weil en 1975), mais toutes ont rencontré des oppositions plus ou moins explicites d'autorités religieuses ou des instances ordinales. Aussi leur mise en œuvre est-elle très encadrée.

Les praticiens sont spécifiquement agréés (sauf pour la contraception) et leur activité régulièrement évaluée. Bien souvent leurs décisions doivent être prises collectivement (centres pluridisciplinaires), c'est le cas en AMP et surtout pour l'IVG ou l'IMG.

Toutes ces manœuvres exigent le consentement des patients, qui doivent avoir reçu une information compréhensible, complète et loyale, ainsi qu'une documentation sur les alternatives disponibles (contraception vs IVG, adoption vs AMP).

Les indications et leurs limitations sont définies officiellement. C'est ainsi que l'AMP ne s'adresse qu'aux cas de stérilité ou d'hypofertilité sévère survenant chez un couple hétérosexuel stable en âge de procréer et vivant. Le DPI n'est autorisé que pour le diagnostic d'une maladie particulièrement grave (avec parfois des difficultés d'interprétation) et incurable, et d'une seule à la fois. L'IVG n'est tolérée que pendant les 12 premières semaines de grossesse.

Le don de gamètes est très réglementé : on ne peut y avoir recours qu'après avoir épuisé toutes les ressources de l'AMP intra-conjugale (sauf dans les indications génétiques), il est secret, anonyme, bénévole et gratuit ; on ne peut produire qu'au plus 5 enfants à partir d'un don, pour éviter le risque de consanguinité ; le déni de parentalité est empêché par le consentement préalable près d'un juge. Le don d'embryons obéit aux mêmes règles. Ces embryons ne peuvent être que les surnuméraires de la FIV expressément voués au don par les couples qui estiment avoir réalisé leur projet parental. A noter que le don d'embryons au demeurant assez rare ne se fait le plus souvent que par défaut, les couples le considérant alors comme un moindre mal que leur destruction. Le double don de gamètes, qui est interdit, contreviendrait finalement moins gravement au principe d'incessibilité.

De multiples précautions d'ordre sanitaire sont imposées. Le risque de transmission de maladies infectieuses, tout au moins les plus fréquentes, en AMP et en particulier avec tiers donneur, est en principe aboli par toute une série de diagnostics sérologiques (sida, syphilis, hépatites, infections à cytomégalovirus, etc.). Il en est de même pour le risque de transmission de maladies ou anomalies génétiques, qui n'est bien sûr jamais complètement aboli. Les donneurs de gamètes et embryons subissent un caryotype et un interrogatoire sur leurs antécédents familiaux : sont ainsi écartés les donneurs ayant eu un enfant atteint d'une anomalie congénitale, ceux dont l'arbre généalogique laisse à penser qu'ils véhiculent un gène délétère, ceux qui risquent de fournir du fait de leur âge des gamètes porteurs de mutations. Avant une ICSI un caryotype est réalisé chez le conjoint et s'il porte une atrésie du canal déférent on recherche une éventuelle mutation du gène CFTR responsable de la mucoviscidose, d'abord chez lui et éventuellement ensuite chez sa conjointe si ce diagnostic est positif. (Mais il y a probablement d'autres maladies génétiques liées à la stérilité encore inconnues qui ne sont pas recherchées).

La réglementation est assez particulière, puisque les lois concernant l'AMP et le DPN sont révisables. Ce sont parfois des lois d'exception, comme celle réglementant l'IVG, qui expriment bien qu'il ne s'agit que d'une tolérance, que l'on rappelle en exergue.

Les pratiques interdites

Le sexage, ou choix du sexe, pour des raisons non médicales est interdit. La maternité de substitution est interdite au motif que l'enfant est incessible. Certains pays l'autorisent en contournant cet obstacle : l'enfant est abandonné à la naissance et il est ensuite adopté, comme par hasard, par ses parents génétiques. Le clonage complet dit reproductif est d'office interdit pour des raisons mal exprimées (crime contre l'humanité !) mais qui ont trait en fin de compte au respect de la personne humaine. La thérapie génique germinale, c'est-à-dire la modification du patrimoine génétique, est aussi interdite. La production d'un "enfant médicament" est interdite de même que l'insémination artificielle ou le transfert d'embryon après le décès du conjoint.

Les pratiques en discussion

Ce sont pour la plupart celles qui mettent en jeu le statut de l'embryon. Le problème de la recherche sur l'embryon concerne d'abord l'amélioration des résultats de l'AMP et il devient plus aigu avec l'intrusion des techniques de génétique. Il y a en fait plusieurs degrés dans cette notion de recherche sur l'embryon. Il y a d'abord une recherche sans expérimentation, que l'on qualifie parfois d'étude, une sorte d'autopsie, sur des embryons voués à la destruction et à l'occasion de celle-ci, uniquement pour réaliser des observations, qui peuvent être morphologiques, biochimiques, cytogénétiques. Il y a aussi la mise au point technique de manipulations qui sont pratiquées au préalable sur des embryons en principe non viables voués eux aussi à la destruction ; c'est ainsi que la biopsie embryonnaire et les tests génétiques du DPI sont éprouvés avant de passer à la manipulation grandeur nature. Plusieurs agréments ont été donnés pour ce type de recherche dans des conditions très strictes. Il y a enfin une recherche expérimentale, beaucoup plus discutable surtout si elle était suivie d'un transfert, sur des embryons vivants, destinée à modifier des métabolismes ou leur différenciation. La recherche sur l'embryon animal peut très certainement dans ce dernier cas remplacer dans une certaine mesure la recherche sur l'embryon humain.

Le clonage incomplet dit thérapeutique devrait être interdit comme le clonage complet, au motif que l'embryon devient un moyen ; mais comme il suppose au préalable des travaux sur les embryons humains, on a trouvé que ce serait une bonne occasion de se débarrasser des embryons surnuméraires de la FIV abandonnés ; en fait les embryons surnuméraires viables sont moins nombreux qu'on ne le croit, et on se méprend donc sur l'usage qu'on pourrait en faire. De toute façon cet objectif ne devrait être poursuivi que si l'alternative fournie par les cellules souches adultes s'avérait illusoire.

Curieusement c'est seulement l'embryon constitué qui est l'objet de toutes ces discussions, car les recherches sur le mode de fécondation ou le conditionnement des gamètes ne sont pas réglementées, si on excepte l'interdiction des milieux cytotoxiques ou contenant des substances d'origine bovine ; pourtant ce n'est pas sans conséquences, éventuellement bien plus lourdes, sur le devenir de l'embryon, qui de surcroît va être transféré. On en a eu l'exemple avec le développement incontrôlé de l'ICSI, en particulier avec les spermatozoïdes issus de ponction testiculaire ; en tout cas son extension aux cellules germinales masculines immatures qui n'ont pas terminé leur empreinte génomique devrait être interdite. La maturation ovocytaire in vitro pourrait aussi avoir des effets néfastes sur l'empreinte parentale et elle devrait donc être évaluée.

Pour l'instant on ne discute pas de techniques encore à l'état de projet, comme l'hétérogreffe de glandes génitales, qui soulèveront de graves problèmes (greffe de patrimoine génétique, origine des greffons, etc.).

Le risque de dérives

Sans aucune avancée technique il existe d'ores et déjà des possibilités de dérives tenant en particulier à la généralisation de ces techniques ou à leur commercialisation, qui pourrait a priori constituer un danger pour l'espèce, le groupe social ou l'individu.

L'espèce pourrait être théoriquement menacée de trois manières : dans sa biodiversité, par altération de son patrimoine génétique ou par extension de la stérilité. Théoriquement, car cela suppose une généralisation à outrance de ces pratiques. La menace du clonage reproductif sur la biodiversité ne deviendrait réelle qu'au prix d'une extension tout à fait incroyable ; les clones naturels, les vrais jumeaux, qui représentent 0,3 % des naissances ne menacent en rien la biodiversité. Les pratiques d'eugénisme négatif par DPN ou DPI, qui sont plutôt en fin de compte dysgéniques, ne sont pas plus menaçantes pour la même raison, de même que la transgenèse. La dissémination de maladies liées à la stérilité ou de la stérilité elle-même par l'ICSI, ce qui est tout à fait plausible, ne concerne pas non plus assez de monde pour menacer l'espèce. De même le choix du sexe ne perturberait probablement pas le sex-ratio. La perspective d'une généralisation planétaire est complètement utopique, car la pulsion à se reproduire à l'étourdi dépassera toujours l'organisation d'un programme imposé, qui serait d'ailleurs hors de portée des ressources économiques de l'immense majorité des pays, dont les habitants ne demandent simplement en fait qu'à survivre. A l'inverse, mais c'est un tout autre problème, on pourrait d'ailleurs se demander si dans un proche avenir il n'y aura pas au contraire danger à s'abstenir de recourir massivement à la régulation des naissances face à la perspective du désastre sanitaire que va engendrer l'inadéquation entre l'accélération démographique et la stagnation ou peut-être même la diminution des ressources naturelles élémentaires.

Cependant ces mêmes effets pervers, accompagnés de désordres sociaux, pourraient toucher un groupe social restreint, un pays technologiquement avancé, avec la généralisation douce des techniques eugéniques, qui pourrait par glissements successifs aller très loin. Il est certain que si le diagnostic simultané d'un grand nombre d'anomalies génétiques sur une cellule devenait une réalité, et c'est tout à fait plausible, alors il y aurait une tentation d'extension du DPN d'abord et du DPI ensuite. On pourrait dans un premier temps mettre en œuvre le DPI chez les couples traités en FIV pour stérilité et on devrait alors l'appliquer aux autres, qui auraient quelques raisons de se sentir frustrés. Cela pourrait ensuite s'étendre au diagnostic des hétérozygotes porteurs sains, pour éradiquer le gène délétère ; la conséquence en serait une diminution localisée mais néanmoins dangereuse pour le futur de la biodiversité du groupe dont l'hétérozygotie est garante (par exemple les hétérozygotes pour la drépanocytose sont résistants au paludisme). Cela pourrait enfin s'étendre aux caractères considérés comme normaux et on s'apercevrait évidemment qu'il y a une illusion sur la quête d'un enfant parfait, puisqu'un couple ne peut pas apporter d'autres caractéristiques génétiques que celles qu'il possède ; il faudrait alors faire appel à des donneurs ou des donneuses sélectionnés, mais on ne trouverait rigoureusement personne de totalement indemne, puisque chacun porte à l'état hétérozygote un certain nombre d'allèles délétères. Il ne resterait plus que le recours à la transgenèse à grande échelle. Les pays riches pourraient voir leur patrimoine génétique dévier ou être altéré. Et que dire des problèmes médico-légaux déjà émergents qui ne manqueraient pas de survenir avec les inévitables échecs, les recours pour être né avec une anomalie. Sans compter que l'on pourrait passer, pour faire des économies, à l'orientation coercitive des unions, à la généralisation de la contraception ou de la stérilisation chez les "inaptes". Nous serions alors passés insensiblement d'un eugénisme domestique volontaire à un eugénisme social imposé.

Il faut compter aussi avec une généralisation très facile des indications, aboutissant à la perte des repères généalogiques ou parentaux : il est en effet très simple de pratiquer l'AMP chez des femmes seules, des couples d'homosexuelles, des couples dont l'un des membres est un transsexuel ; il est tout aussi simple de pratiquer le don d'ovocytes ou d'embryons chez des femmes ménopausées, de transférer des embryons congelés, en cas de décès de leur génitrice, à une descendante ou à une parente. Les combinaisons de dons de gamètes et de prêt d'utérus ne sont pas techniquement compliquées, aboutissant à des situations complexes à 4 ou 5 parents. Il est facile de faire naître un enfant sans père vivant, avec des embryons congelés avant son décès ou avec des spermatozoïdes prélevés juste après son décès accidentel. On pourrait même faire naître un enfant dont la mère n'a jamais vécu en prélevant des ovocytes sur les ovaires d'un fœtus féminin avorté. Et ainsi de suite.

La commercialisation des gamètes ou embryons ne présente évidemment aucune difficulté technique, par rémunération des donneurs ou des mères porteuses. Il y a plus grave avec la récupération sans consentement, ou après désinformation, des ovocytes en vue de don chez une femme traitée en fécondation in vitro (ce qui s'est déjà fait). Le marketing peut même s'en mêler, avec des catalogues exposant les qualités phénotypiques, puis génétiques, des donneurs, comme on le fait dans certains pays, et des facilités de paiement. En cas de clonage, même thérapeutique, il y aurait tentation de commercialiser les ovocytes puisqu'il en faut des quantités pour obtenir un résultat.

Le danger de transgression

Il y a un réel danger de transgression pour plusieurs raisons mélangeant l'habitude des esprits, les intérêts économiques, la pression des usagers et les perversions du raisonnement.

L'habitude des esprits, en apprivoisant les idées, est le mécanisme le plus insidieux. La tentation est permanente de transférer à notre espèce les avancées techniques éprouvées chez l'animal. Le clonage des animaux de compagnie, qui sera facilement accepté, prépare les esprits au clonage d'un être cher ou d'un enfant disparu. Le clonage thérapeutique ne diffère du clonage reproductif que parce qu'il est incomplet et on passerait insensiblement de l'un à l'autre. Si on accepte la maternité de substitution pour indication médicale on passera en douceur aux indications de convenance. Les dérives sémantiques très courantes dans nos sociétés contribuent puissamment à ce conditionnement : le terme de pré-embryon utilisé en toute bonne foi pour désigner les premiers stades du développement peut servir à exonérer ceux qui souhaitent manipuler l'embryon. Comme il est tout à fait choquant de "donner" un embryon, on emploie le mot "accueil" en faisant abstraction de la première phase de la manœuvre qui est qualifiée d'abandon. Les termes de réduction embryonnaire, d'interruption volontaire ou médicale ou a fortiori thérapeutique de grossesse effacent la connotation négative du mot fœticide. En associant le qualificatif de thérapeutique au clonage incomplet on confère à cette pratique une fonction si noble que les résistances risquent de s'effondrer et que ses détracteurs risquent d'être considérés comme inhumains. Et enfin, il y a la dangereuse pratique du moratoire, que l'on n'a encore jamais vu encore se conclure négativement, et qui ne sert en fait qu'à préparer les esprits.

Les intérêts économiques deviennent très envahissants en particulier dans les applications de la Génétique ; de nombreuses firmes fondées uniquement sur le profit existent déjà et poussent à la consommation, en matière de diagnostic génétique, de transgenèse, et même de clonage. La société pourrait aussi trouver dans l'eugénisme l'occasion de faire des économies dans les dépenses entraînées par la prise en charge des invalides.

La pression des patients, isolés et surtout regroupés en associations, qui naît de la confiance excessive en la science, peut devenir très lourde. Il est curieusement très rare de voir des patients inquiets devant de nouvelles perspectives techniques : ils ne comprennent pas souvent les réticences de certains praticiens (par exemple en son temps vis-à-vis de l'ICSI) surtout s'ils en ont rencontré d'autres exagérément confiants ou inconscients.

Les perversions du raisonnement sont légion. L'argument type est celui de la compétition internationale ; ce qui est permis dans un pays n'est donc pas si mauvais (au Royaume Uni et en Belgique on peut expérimenter sur un embryon de moins de 14 jours) et nous perdons du temps ; il n'est pas tolérable d'être en reste, et c'est faire courir aux patients le risque de tourisme médical. La justification par la nature sert souvent aussi d'argument : le fœticide et l'embryocide sont une vague copie de l'avortement spontané, qui n'ajouterait que très peu au "gâchis" que fait la nature ; le clonage existe déjà avec les vrais jumeaux ; la transgenèse ne serait qu'un prolongement (peut-être même un perfectionnement) de la recombinaison génétique qui est la règle naturelle de la reproduction sexuée. L'argument historique pèse lui aussi, car les transgressions se succèdent inéluctablement et passent dans les mœurs (l'autopsie, la transfusion sanguine, la greffe d'organes, la contraception, l'IVG, etc.) : en conséquence il n'y a aucune raison que cela s'arrête et ce serait bien naïf de s'opposer à un tel courant. D'ailleurs la technique elle-même nous donne la parade ; pour se dédouaner dans le domaine de la recherche il n'y a qu'à produire des fœtus sans tête par "knock out" de certains gènes, à qui on ne pourra plus attribuer le statut de personne humaine (déjà réalisé chez l'animal).

En fait dans ce domaine ce qu'il faut craindre le plus ce sont les praticiens eux-mêmes, non pas tous bien sûr, mais une fraction d'entre eux, qui ont le culte excessif de l'exploit et de la publicité. Il en viendra pour qui tout étant banalisé il ne restera plus que la fuite en avant, au besoin, comme c'est déjà le cas, en allant réaliser à l'étranger les pratiques interdites dans notre pays. Il est vrai que la culture médicale peut faire singulièrement défaut, certains praticiens justifiant le DPI comme étape préparatoire à l'étude des cellules cancéreuses et d'autres préconisant sans y voir à mal de distraire des embryons viables pour la recherche. Ils pourraient d'ailleurs trouver un encouragement dans le fait que jusqu'à maintenant les infractions commises n'ont pas été sanctionnées.

4 MÉDECINE PRÉDICTIVE

Pascal PUJOL

L'identification de marqueurs biologiques ou génétiques de prédisposition à une maladie a rendu possible une médecine prédictive. Le but de la médecine prédictive est le dépistage précoce et/ou la prévention de la maladie.

Ces dernières décennies ont été marquées par le développement des connaissances et des techniques en génétique. La médecine prédictive repose sur les nouvelles capacités de la médecine, et notamment de la génétique, de prévoir parfois très longtemps à l'avance les affections qui frapperont la personne.

Plusieurs milliers de maladies ou de syndromes ont été caractérisés sur le plan moléculaire, et le diagnostic de prédisposition peut ainsi être réalisé de la période *in utero* à l'âge adulte. Parallèlement, d'importantes discussions médicales, scientifiques et sociétales ont eu lieu concernant les questions médicales, éthiques, et juridiques que soulevaient (et que soulèvent encore) les applications médicales liées à la prise en charge des maladies génétiques. Il s'agit notamment des questions relatives au diagnostic prénatal (DPN) d'une affection génétique et des possibilités d'interruption médicale de grossesse (IMG) qui ont été encadrés par le législateur à l'occasion de l'examen des lois de bioéthique de 1994, révisées en 2004.

Au sens large, le champ de la médecine prédictive ne se limite pas à celui des prédispositions aux maladies génétiques. Il comprend également celui d'affections très courantes, au premier rang desquelles les maladies cardiovasculaires dont les marqueurs prédictifs sont le diabète, l'hypercholestérolémie et l'hypertension artérielle. Ainsi, le diagnostic de diabète, c'est-à-dire d'un défaut de régulation des sucres aboutissant à une hyperglycémie (présence d'un taux élevé de sucre dans le sang), est plutôt le diagnostic d'un symptôme que d'une maladie. Mais celui-ci constitue un facteur prédictif d'un risque important de complications vasculaires notamment. Le diabète peut donc être assimilé à un facteur de risque ou à une prédisposition à une maladie vasculaire, et à ce titre son dépistage rentre dans le cadre de la médecine prédictive. Il en va de même pour l'hypercholestérolémie ou l'hypertension artérielle.

Dans un autre registre, la découverte fortuite d'une image radiologique (appelée "incidentalome") lors de la réalisation d'un examen pose la question du traitement d'une lésion asymptomatique mais prédictive d'une possible maladie (exemple : découverte d'une tumeur rénale latente lors d'une tomodensitométrie rachidienne).

Le champ de la médecine prédictive est donc très vaste. Dans ce chapitre seront abordées deux grandes problématiques actuelles illustrant largement, mais non exhaustivement, les applications de la médecine prédictive : celle du diagnostic anténatal, et celle de la prise en charge de maladies génétiques à apparition tardive que sont les prédispositions héréditaires aux cancers.

La médecine prédictive est une médecine ayant pour objet l'identification d'un marqueur de prédisposition à une maladie et pour but le dépistage et/ou la prévention de cette maladie.

MÉDECINE PRÉDICTIVE ET INTERRUPTION MÉDICALE DE GROSSESSE

Le diagnostic prénatal

Le diagnostic prénatal (DPN) est un ensemble de pratiques médicales ayant pour but de détecter *in utero* chez l'embryon ou le fœtus une affection grave. Cette affection peut se révéler *in utero*, à la naissance, dans l'enfance, voire dans de rares cas à l'âge adulte.

Les analyses, réalisées à partir du placenta, du liquide amniotique ou du tissu fœtal, reposent sur des études cytogénétiques, de biologie moléculaire, de biologie infectieuse, de biochimie ou plus rarement d'hématologie ou d'immunologie. A ces analyses s'ajoute l'échographie fœtale qui est à la fois une technique de dépistage de malformations et une méthode de diagnostic[1].

Les objectifs du DPN sont de débuter une prise en charge précoce (en particulier pour certaines maladies infectieuses, métaboliques ou malformatives) du fœtus ou de l'enfant nouveau-né ou d'interrompre la grossesse en cas de maladie d'une particulière gravité et incurable. Lorsqu'il s'agit d'une maladie génique ou chromosomique déjà identifiée chez le couple ou dans la famille de l'un des deux membres, le couple qui a un projet parental a la possibilité d'être informé, avant même la grossesse, dans le cadre de consultations de génétique et d'une consultation spécialisée pour la maladie en cause des risques de récurrence, de sa gravité, des modalités de prises en charge des enfants atteints. Il est également informé du risque de fausse couche induit par le prélèvement fœtal (risque moyen de l'ordre de 1%).

La connaissance initiale de la maladie par le couple est très variable selon qu'il s'agit d'une transmission dominante, récessive ou liée à l'X, et selon qu'il a eu ou non un premier enfant atteint.

La réalisation d'un DPN dépend de sa faisabilité technique. Celle-ci est le plus souvent subordonnée à l'identification de l'altération génique ou chromosomique responsable. L'interruption médicale de grossesse (IMG) n'est autorisée qu'après la délivrance d'une attestation, par deux médecins membres du CPDPN, après que le dossier y a été présenté et discuté en réunion pluridisciplinaire. Cette attestation porte sur la forte probabilité d'atteinte du fœtus, la gravité et le caractère incurable au moment du diagnostic de l'affection chez l'enfant à naître. C'est la femme qui prend *in fine* la décision d'IMG.

En 2005, une attestation de gravité et d'incurabilité a été délivrée dans 6 852 cas par les 48 CPDPN français[2]. Dans la majorité des cas (81.6 %), les indications d'IMG reposaient sur la présence d'un syndrome malformatif et/ou d'anomalies chromosomiques (ex : trisomie 21). Les indications fondées sur le diagnostic moléculaire de maladie génique n'ont concerné que 6,1 % des cas, soit 424 cas. Parmi ces maladies, les plus fréquentes étaient des maladies neuromusculaires avec des manifestations apparaissant dans l'enfance (amyotrophie spinale, myopathie de Duchenne, certaines maladies de Steinert : ~ 25 %), la mucoviscidose (~ 20 %), des maladies neuromusculaires et/ou mentales dont les manifestations sont retardées (myopathie de Becker, maladie de Charcot-Marie-Tooth, X fragile, maladie de Huntington : ~ 17 %), des maladies hématologiques (drépanocytose, thalassémie, hémophilie : ~ 14%).

Enfin, un ensemble non détaillé de différentes maladies (~ 24%) comprenait en particulier les maladies du métabolisme et certaines formes héréditaires de cancers de l'enfant.

Amniocentèse

L'amniocentèse est une procédure médicale utilisée pour un diagnostic prénatal, dans laquelle une petite quantité de liquide amniotique est extraite de la cavité amniotique dans laquelle se trouve le fœtus.

L'amniocentèse peut être pratiquée dès qu'il y a assez de liquide amniotique entourant le fœtus et qu'un échantillon peut être pris avec un minimum de risque, c'est-à-dire entre la quatorzième et la vingtième semaine d'aménorrhée. Elle fait partie avec la biopsie de trophoblaste (choriocentèse) et la ponction de sang fœtal (cordocentèse) des moyens invasifs de diagnostic prénatal.

L'amniocentèse permet :

- d'établir le caryotype standard du fœtus,
- de rechercher des anomalies chromosomiques et des maladies héréditaires,
- d'analyser des marqueurs biologiques prédictifs d'affections congénitales,
- de rechercher certaines infections fœtales (toxoplasmose, cytomégalovirus).

Elle est proposée systématiquement aux femmes enceintes approchant ou dépassant la quarantaine (lorsque le risque de trisomie est le plus grand), ainsi que dans un certain nombre de cas plus ciblés comme la suspicion d'anomalie chromosomique ou la suspicion d'infection fœtale.

Critères pour faire une amniocentèse

L'amniocentèse pouvant être dangereuse pour le fœtus (environ 1% de fausse couche induite), on n'effectue habituellement cet examen que dans les cas suivants :

- L'age de la mère est supérieur à 38 ans.
- Il y a eu des antécédents dans la fratrie, ceux-ci pouvant éventuellement se répéter pour l'enfant à naître soit par le hasard, soit par un problème dans la méiose qui se répète.

- Un des parents a une mosaïque de cellules portant une anomalie même si son caryotype est normal.
- Un des parents est porteur d'anomalie des chromosomes équilibrés :
  . translocation robertsonnienne équilibrée,
  . translocation réciproque équilibrée,
  . inversion péri ou paracentrique,
  . anomalie des gonosomes : XXX ou XYY.
- Signe d'appel échographique: malformation des organes (du cœur, des reins, etc.), clarté nucale élevée, quantité de liquide amniotique, retard de croissance.
- Présence d'un marqueur sérique anormalement élevé.
- (Alpha-fœtoprotéine, Béta HCG, Estriol).

Le diagnostic pré-implantatoire

Le diagnostic biologique effectué à partir de cellules prélevées sur l'embryon *in vitro*, ou diagnostic pré-implantatoire (DPI), est une méthode récente, pratiquée en France depuis 1999. Le DPI ne concerne que les couples qui ont une probabilité élevée d'avoir un enfant atteint d'une maladie génétique dont les caractéristiques moléculaires ou chromosomiques ont été identifiées dans la famille (chez l'un des deux membres du couple ou l'un de ses ascendants immédiats).

Les pré-requis de l'IMG vus pour le DPN s'appliquent également pour le DPI : affection d'une particulière gravité et incurable. Cette méthode a pour but d'éviter l'interruption d'une grossesse qui aurait conduit à la naissance d'un enfant atteint[3].

C'est une méthode complexe qui nécessite plusieurs étapes, chacune limitante : la fécondation *in vitro*, la biopsie embryonnaire, l'analyse moléculaire ou chromosomique, le transfert d'embryon(s) indemne(s). La fécondation *in vitro* nécessite une stimulation ovarienne et une bonne réserve ovarienne. Le prélèvement des ovocytes, la fécondation réalisée par ICSI (injection intracytoplasmique d'un spermatozoïde) et la biopsie embryonnaire d'une à deux cellules, réalisée au troisième jour, sont des opérations délicates qui nécessitent des opérateurs entraînés. L'analyse de génétique moléculaire reposant sur la PCR (Polymerase Chain Reaction) ou sur la FISH (Fluorescent In Situ Hybridisation) est aussi très délicate car elle n'est réalisée que sur une ou deux cellules. De plus, une mise au point préalable est nécessaire pour chaque maladie étudiée, voire dans certains cas pour chaque mutation, lorsque le diagnostic repose sur l'identification de la (ou des) mutation(s) causale(s). De façon encore plus drastique que pour le DPN, les risques de contamination de la cellule étudiée par de l'ADN exogène sont majeurs mais contrôlables au prix de locaux dotés de pièces dédiées et spécifiquement aménagées. Enfin, la proportion d'embryons non atteints est de 75 % en moyenne dans les maladies récessives, mais de seulement 50 % en cas de maladie dominante, ce qui est le cas de la plupart des formes héréditaires de cancers.

Du fait des risques d'erreurs diagnostiques liées aux différentes séquences du DPI, un DPN de contrôle est proposé au cours de la grossesse. Il est cependant rarement réalisé par les couples, qui ont choisi le DPI pour précisément ne pas avoir à recourir au DPN[4].

Aujourd'hui, moins d'une grossesse sur cinq est menée à terme après le prélèvement des ovocytes, soit un taux légèrement inférieur à celui obtenu après FIV-ICSI[5].

Le DPI, qui n'est disponible aujourd'hui que pour un petit nombre de maladies et ce du fait de limites techniques et de la lourdeur des mises au point, est réalisé exceptionnellement.

Il s'agit en général de couples qui ont un ou plusieurs enfants atteints ou qui ont recouru à plusieurs IMG après des DPN défavorables. Parfois, le fait que le recours à une technique de FIV-ICSI soit justifié par l'infertilité du couple est un élément supplémentaire d'indication de DPI (sous réserve qu'il s'agisse cependant de prévenir la naissance d'un enfant atteint d'une maladie d'une particulière gravité et incurable). Comme pour le DPN, le couple est accompagné de façon pluridisciplinaire dans sa demande de DPI. Une attestation est délivrée par un CPDPN dont un médecin généticien atteste que le couple, du fait de sa situation familiale, a une forte probabilité de donner naissance à un enfant atteint. Ce n'est qu'ensuite, lorsque c'est nécessaire, qu'est mise au point l'analyse moléculaire spécifique à la situation du couple. Compte tenu du temps de mise au point et des délais d'attente, il s'écoule souvent plusieurs mois (voire plus d'un an) entre l'acceptation du DPI et la première tentative d'AMP.

Selon le rapport de l'Agence de la biomédecine (ABM)[6], 21 accouchements ont eu lieu en France en 2005, ayant conduit à la naissance de 26 enfants. Les maladies concernées sont principalement, comme pour le DPN, la mucoviscidose, et les maladies neuromusculaires à révélation pédiatrique ou tardive (Maladie de Huntington), les maladies hématologiques et les anomalies du métabolisme.

Aspects législatifs et réglementaires

Les dispositions du Code de la santé publique résultant des lois relatives à la bioéthique de 1994, de 2004 et leurs décrets d'application encadrent très étroitement les indications et les conditions de mise en œuvre du DPN, de l'IMG, et du DPI.

En premier lieu, il s'agit d'activités soumises à autorisation ou agrément. En effet, les analyses de cytogénétique et de biologie en vue d'établir un diagnostic prénatal ou un DPI ne peuvent être pratiquées que dans des établissements spécialement autorisés par les Agences Régionales d'Hospitalisation et par des praticiens agréés par l'Agence de la biomédecine. En janvier 2007, 212 laboratoires avaient reçu un avis favorable pour l'activité de DPN en génétique moléculaire et 99 pour celle de cytogénétique. En revanche, seulement 3 centres sont autorisés pour la pratique des DPI (Montpellier, Paris-Clamart, Strasbourg).

En outre, l'interruption médicale de grossesse et le DPI ne peuvent avoir lieu sans une attestation, délivrée après examen du dossier au sein d'un CPDPN qui réunit autour des généticiens cliniciens, des obstétriciens, échographistes et pédiatres néonatologues, des cytogénéticiens, des généticiens moléculaires, et des biologistes de la reproduction. Ces centres sont autorisés par l'ABM.

Le législateur n'a pas prévu de liste de maladies pour lesquelles la demande d'un couple serait recevable (et, *a contrario,* de liste de maladies pour lesquelles la demande ne le serait pas). Il s'agit d'une attitude prudente qui permet d'une part de lutter contre toute dérive eugénique et de protéger la vie humaine incarnée dans l'embryon et le fœtus, personnes en devenir, et d'autre part de prendre en compte la gravité de chaque situation familiale et d'éviter des souffrances aux individus atteints et à leurs familles. Les parlementaires ont également voulu éviter de stigmatiser les individus atteints de certaines maladies. C'est pourquoi, il est de la responsabilité des praticiens des CPDPN dans les deux cas d'attester du caractère objectif de gravité et d'incurabilité de la maladie recherchée. Cette appréciation s'effectue « au moment du diagnostic » afin de prendre en compte les capacités thérapeutiques actuelles sans préjuger des capacités thérapeutiques futures.

De plus, le terme d'incurabilité peut être interprété comme « humain, raisonnable », c'est-à-dire qu'un faible pourcentage d'amélioration à la suite d'interventions lourdes et mutilantes ne rend pas pour autant l'affection curable. De même, ni la gravité, ni l'incurabilité ne sont de nature à limiter les diagnostics à des maladies mortelles à brève échéance. Ainsi la trisomie 21, affection compatible avec la vie, a été parmi les premières affections graves et incurables à être dépistée et à ouvrir la possibilité d'une interruption médicale de grossesse. De même, dans la loi de 2004, dans le cadre de l'extension du DPI pour les situations où l'anomalie génétique n'a été identifiée que chez des ascendants immédiats du couple, la loi renvoie à « une maladie gravement invalidante, à révélation tardive et mettant prématurément en jeu le pronostic vital » (CSP article L2131-4). En l'espèce, le législateur avait en vue la maladie de Huntington, dont on sait qu'elle ne survient qu'après plusieurs dizaines d'années de vie.

Si IMG et DPI sont soumis aux mêmes critères de gravité et d'incurabilité de l'affection recherchée, des nuances les différencient. Les unes sont dues au fait que le DPI supposant une FIV, les conditions relatives au couple, notamment sociales, lui sont applicables (vivant, en âge de procréer, marié ou en mesure d'apporter la preuve d'une vie commune depuis plus de deux ans). C'est au couple qu'appartient l'initiative de la demande de DPI tandis que la décision d'IMG est laissée à la femme enceinte.

Les autres différences de régime s'expliquent par la défiance du législateur envers le DPI lors du vote des lois de 1994. Cette défiance peut sembler paradoxale dans la mesure où le DPI évite les souffrances de l'IMG et aboutit à la destruction d'un embryon de quelques cellules et non d'un fœtus parfois presque à terme.

Mais les travaux préparatoires montrent que le Parlement, en indiquant que le DPI ne pouvait être « autorisé qu'à titre exceptionnel » (C. santé publ. Art L 2131-4) a exprimé la crainte que la technique, si on ne met pas de limites légales, soit étendue à des indications de plus en plus larges, pour arriver, selon l'argument de « la pente glissante », à sélectionner des individus sur des critères non médicaux. C'est pourquoi la loi prévoit des limites au DPI qui ne sont pas attachées au DPN : l'anomalie recherchée a dû être identifiée préalablement et précisément chez les parents ou l'un des parents selon le mode de transmission de la maladie en cause (ou l'un des ascendants directs depuis 2004 et pour certaines anomalies), aucune autre analyse ne pouvant être effectuée sur la cellule prélevée. Ces dispositions traduisent le caractère « exceptionnel » du DPI par rapport au DPN. Cependant, dès lors que les conditions légales du DPN et du DPI sont remplies et que les deux techniques sont médicalement réalisables, la loi permet à un couple d'accéder à l'une ou à l'autre, en concertation avec les équipes médicales et après une information appropriée sur leurs enjeux et leurs conséquences.

L'Interruption médicale de grossesse (IMG)

Considérations juridiques en France

En France, "La loi assure la primauté de la personne, interdit toute atteinte à la dignité de celle-ci et garantit le respect de l'être humain dès le commencement de sa vie" (art. L2211-1 du code de la santé publique).

En revanche, le fœtus n'a, aux yeux de la loi française, aucune existence en tant que personne légale. Ce n'est qu'à la naissance qu'il obtient le statut de personne. L'existence de ce « hiatus » dans la loi française permet de causer la mort d'un fœtus *in utero* par des techniques médicales (quand cet acte est licite), puis de déclencher l'accouchement sur un fœtus mort, sans s'exposer au crime d'assassinat (qui n'est applicable qu'aux personnes légales).

Les termes de la loi Veil-Pelletier (en particulier l'article 162-12 du Code de la santé publique) forment un cadre délibérément peu « directif », en accord avec l'état des connaissances de l'époque (1979), laissant un important degré d'interprétation médicale. Les modalités pratiques de « l'interruption médicale de grossesse » ont été depuis précisées, entre autres, par l'article 13 de la loi 94-654 du 29 juillet 1994, qui précise que : « En outre, si l'interruption de grossesse est envisagée au motif qu'il existe une forte probabilité que l'enfant à naître soit atteint d'une affection d'une particulière gravité reconnue comme incurable au moment du diagnostic, l'un de ces deux médecins doit exercer son activité dans un centre de diagnostic prénatal pluridisciplinaire ».

Technique de l'IMG

Elle varie en fonction du terme de la grossesse au moment de l'interruption.

Avant 22 semaines d'aménorrhée

Préparation par la prise d'anti-progestérone, puis 48 heures après déclenchement du travail par prise orale ou vaginale de prostaglandines, médicaments entraînant une dilatation du col et des contractions utérines avec expulsion de la grossesse. Une perfusion d'antalgiques à la demande est instituée (morphiniques).

Après 22 semaines d'aménorrhée et jusqu'au terme

La limite de 22 semaines est essentielle puisque ce n'est qu'au delà de ce terme l'enfant est socialement et juridiquement considéré comme tel.

Le risque d'obtenir un enfant vivant à la naissance étant important, un traitement entraînant la mort du fœtus *in utero* est effectué. Le déclenchement du travail est ensuite obtenu par prise de prostaglandines.

Aspects éthiques de l'IMG

Les aspects éthiques de l'IMG sont multiples et continuent de faire couler beaucoup d'encre...

En elle-même, la notion de « risque » de malformation grave est très subjective, chaque couple étant libre de choisir le risque qu'il accepte de courir pour avoir un enfant. Le centre de diagnostic anténatal doit apprécier en conscience si le risque théorique justifie ou non d'interrompre la grossesse.

La notion de « qualité de vie inacceptable » est, elle aussi, très subjective. Là encore, la mission du centre de diagnostic anténatal est de « replacer » cette qualité de vie dans un sens général.

La notion de « handicap mental » est entièrement soumise à l'idée que s'en fait la société. On peut se demander comment serait ressentie par cette société le handicap de la Trisomie 21, par exemple, si les structures de prise en charge de tels enfants étaient plus développés, avec une réelle volonté d'intégrer dans la société des individus au QI certes inférieur à la normale, mais heureux de vivre.

Enfin, le risque de dérive eugénique est souvent évoqué à cause de l'idée actuelle d'« enfant parfait » (Le Monde 27 septembre, 13 octobre, 18 octobre, 20 octobre 2006), qui fait craindre des excès. Pour limiter ces possibilités de dérives, les conditions pour accorder une IMG sont très strictes. En outre, les statistiques montrent bien que les parents qui décident d'une IMG le font en pensant à la souffrance possible ou certaine de leur enfant et non parce qu'il n'est pas "parfait". Pour la plupart de ces couples, un parent a enduré ou endure les souffrances de la maladie et souhaite simplement l'éviter à son enfant.

Il s'agit bien d'eugénisme, au sens étymologique du terme, mais d'un eugénisme "domestique", c'est-à-dire au libre choix d'un couple durement marqué, et non d'un eugénisme systématique collectif.

MÉDECINE PRÉDICTIVE ET MALADIE GÉNÉTIQUE À EXPRESSION TARDIVE : EXEMPLE DES FORMES HÉRÉDITAIRES DE CANCERS

L'oncogénétique est une nouvelle discipline médicale orientée vers la prise en charge du risque familial de cancer. Les formes familiales de cancer regroupent une cinquantaine de syndromes (Gerber *et coll*). Elles rendent compte d'environ 10 % de l'ensemble des cas de cancers du sein, du côlon ou de la prostate, soit plus de 10 000 nouveaux cas par an en France pour ces trois cancers.

Le risque de cancer est souvent très élevé chez les personnes porteuses d'un gène de susceptibilité. Pour les individus génétiquement prédisposés aux cancers du sein ou du côlon, le risque cumulé au cours de la vie est de l'ordre de 50 à 70 %. Pour certains autres cancers héréditaires, comme le rétinoblastome, le cancre medullaire de la thyroïde ou la polypose adénomateuse familiale le risque avoisine 100 %. L'objectif médical de l'oncogénétique est d'identifier au sein des familles les personnes porteuses de la prédisposition et de proposer à celles-ci une prise en charge adaptée. Comme nous le verrons plus loin, les recommandations vont d'une simple surveillance de dépistage à une prévention chirurgicale. Le diagnostic prénatal ou pré-implantatoire peut également être envisagé dans les formes revêtant une particulière gravité et une incurabilité.

Quand évoquer une prédisposition héréditaire au cancer ?

De nombreux critères ont été définis pour objectiver la probabilité d'une prédisposition génétique sur la base d'une histoire personnelle et familiale d'un type de cancer donné : les critères d'Amsterdam pour les cancers du côlon non polyposiques, les recommandations françaises pour les prédispositions génétiques au cancer du sein, ainsi que de nombreux référentiels issus de consensus nationaux ou internationaux.

Ces critères sont de trois ordres :
- Des critères purement génétiques (nombre de cas dans une même branche d'hérédité, verticalité de la transmission),
- Des caractéristiques communes des prédispositions héréditaires au cancer : multifocalité et précocité de l'âge de survenue (décrites initialement par Knudson),
- Des particularités histocliniques spécifiques des altérations d'un gène donné (exemple : carcinome médullaire de la thyroïde pour le gène RET, cancer du sein chez l'homme pour le gène BRCA2).

Les critères cités dans le tableau 1 permettent d'apprécier une situation à risque génétique dans les syndromes les plus fréquents de prédisposition héréditaire au cancer (sein, côlon, thyroïde et prostate). Devant ces situations, le médecin généraliste peut être amené à proposer une consultation d'oncogénétique pour envisager une analyse moléculaire et une prise en charge adaptée à ce risque.

La consultation d'oncogénétique

Les consultations d'oncogénétique se sont développées depuis une dizaine d'années en France et constituent un réseau national. Il existe 70 sites de consultations d'oncogénétique en France. Les personnes sont adressées à cette consultation par le médecin généraliste ou le médecin spécialiste d'organes dans un triple objectif :

Confirmer la prédisposition familiale

Comme nous l'avons vu, l'oncogénéticien dispose de nombreux critères nationaux et internationaux pour estimer la probabilité d'une prédisposition génétique. Certains de ces critères sont liés à la transmission génétique généralement autosomique dominante de ces prédispositions, d'autres sont spécifiques du syndrome (association de types de cancer particuliers), d'autres enfin sont des caractères généraux de ces prédispositions au cancer (multifocalité, bilatéralité et précocité). Des abaques et des logiciels sont également disponibles pour préciser la probabilité d'une prédisposition génétique en tenant compte de divers paramètres tels que le degré de parenté des personnes atteintes, l'âge de survenue ou les associations syndromiques.

Identifier la prédisposition héréditaire

Il existe à l'heure actuelle plus de 50 gènes dont les mutations constitutionnelles confèrent un risque héréditaire de cancer. Le tableau 2 regroupe les prédispositions majeures, les gènes responsables et les associations syndromiques correspondantes.

Conseiller une prise en charge adaptée

La grande diversité des prédispositions héréditaires aux cancers et leur expressivité variable font mettre en place selon le syndrome une prise en charge qui peut être très différente, allant d'une simple surveillance à un geste de prophylaxie chirurgicale. Nous prendrons pour exemple trois prédispositions héréditaires majeures pour illustrer l'éventail des répercussions cliniques de la démarche oncogénétique : les cancers médullaires de la thyroïde, les cancers du côlon et les cancers du sein héréditaires.

Les cancers médullaires familiaux de la thyroïde

Il s'agit historiquement du premier exemple où l'oncogénétique a modifié la prise en charge clinique. L'enquête génétique y est incontournable. En effet, dans ces situations familiales, le fait d'être porteur de la mutation prédisposante (gène RET) confère à la personne un risque cumulé de cancer médullaire de la thyroïde de près de 100 % à l'âge de 40 ans. La thyroïdectomie préventive qui est un geste acceptable en terme de qualité de vie, est proposée aux individus porteurs d'une mutation. Rappelons que le cancer médullaire de la thyroïde, à la différence des cancers différenciés a un pronostic réservé. Il s'agit de plus d'une situation peu complexe sur le plan génétique car le gène RET est responsable de la quasi-totalité des cas familiaux. Les mutations sont mises en évidence dans des régions précises du gène (exons 10 et 11 notamment).

Les cancers du côlon

Dans le cadre d'une prédisposition héréditaire au cancer du côlon non polyposique (syndrome de Lynch) : la prise en charge est basée sur la pratique de coloscopies totales. Cet examen constitue à la fois une mesure de dépistage des lésions pré-cancéreuses (adénomes bénins ou dysplasiques) mais aussi de prévention par l'exérèse des lésions. Le risque de cancer du côlon chez un individu porteur est de l'ordre de 50 à 60 %. De plus, ces cancers surviennent souvent avant l'âge de 50 ans, parfois avant l'âge de 30 ans. La surveillance doit donc être débutée précocement. L'identification de la mutation est possible dans environ 50 % des cas familiaux. Les individus porteurs seront orientés vers une proposition de dépistage comprenant une coloscopie totale tous les 2 ans à partir de l'âge de 20 ans, et chez les femmes une surveillance utérine (échographie, hystéroscopie, frottis) à partir de l'âge de 30 ans, en raison du risque de cancer de l'endomètre.

Notons que le dépistage par coloscopie totale bénéficie en terme de sensibilité de l'apport d'une coloration vitale (telle que l'indigo Carmen). En France, les gestes de prévention chirurgicale, en dehors de l'élargissement d'hémicolectomie à une colectomie totale ne sont généralement pas retenues.

Dans le cadre des polyposes rectocoliques familiales, la mutation du gène APC, retrouvée dans plus de 80 % des cas, confère un risque de cancer colorectal de l'ordre de 90 %. Notons qu'il existe certaines corrélations génotype phénotype, avec des formes atténuées ou au contraire profuses, ou encore associés à des manifestations extracoliques. Une surveillance coloscopique est réalisée chez les individus porteurs jusqu'à l'âge de 20 ans. En fonction du nombre de polypes, de leur caractère histologique et de la localisation, un geste de prophylaxie chirurgicale (colectomie totale ou subtotale) est proposé par la suite.

Cancer du sein et de l'ovaire

Dans les formes familiales de cancer du sein, la prise en charge du risque mammaire s'appuie sur le dépistage. Un examen clinique deux fois par an (débuté à l'âge de 20-25 ans), une mammographie, une échographie et une IRM annuelle (débutée entre 25 et 30 ans) font partie des recommandations nationales. Notons que les mutations prédisposantes des gènes BRCA1 et BRCA2 sont mises en évidence dans seulement 20 % des cas familiaux. Lors d'une mutation BRCA1 documentée un geste de mastectomie prophylactique peut être discuté. Il s'agit notamment d'un geste préventif sur le sein controlatéral en cas de premier cancer (problème de la reconstruction, risque sur l'autre sein estimé à 50 %), parfois de mastectomie bilatérale lorsque la mutation est identifiée et que la personne souhaite réaliser un geste chirurgical préventif après information éclairée (cf. recommandation nationale St-Paul-de-Vence, 2007).

Le risque ovarien est une préoccupation importante en cas de mutation BRCA1 ou BRCA2 et/ou d'histoire familiale évocatrice de cancers ovariens familiaux. Les moyens de dépistage (examen clinique, échographique, CA125) n'ont pas montré leur efficacité pour réduire la mortalité de ce cancer. Bien que plus faible en terme d'incidence que le risque mammaire (environ 30 % pour les femmes BRCA1), ce risque met en jeu le pronostic vital. C'est pourquoi les recommandations françaises et internationales sont de proposer un geste d'ovariectomie prophylactique à partir de l'âge de 40 ans chez les femmes BRCA1 ou BRCA2.

DPI/DPN en oncogénétique

Le caractère dominant des prédispositions génétiques au cancer fait que l'un des deux membres du couple est porteur et a été atteint d'un cancer ou est à risque de l'être. D'autre part le risque de transmission est de 50 % à chacun des enfants.

La faisabilité d'un DPN ou DPI repose sur l'identification préalable de la mutation responsable chez un membre atteint dans la famille et sur la présence de cette mutation chez l'un des deux membres du couple.

Il existe une grande diversité des formes héréditaires de cancers transmis selon un mode mendélien. Cette diversité peut s'exprimer en termes de gravité et d'incurabilité, pour reprendre les termes employés par le législateur. L'analyse des connaissances recueillies dans la littérature médicale et scientifique d'une situation donnée permet de réunir 7 paramètres à partir desquels les notions de gravité et d'incurabilité peuvent être appréciées sachant que ce n'est qu'une combinaison de ces paramètres qui permettra de pouvoir porter une appréciation globale sur la forme héréditaire de cancers en question. Ces paramètres sont les suivants :

- risque(s) tumoral(aux),
- âge moyen de survenue des cancers,
- localisation(s) tumorale(s),
- possibilité de diagnostic précoce et impact sur le pronostic de la précocité du diagnostic,
- possibilité de prévention primaire,
- possibilité thérapeutique de chaque localisation tumorale et pronostic vital,
- pronostic fonctionnel et qualité de vie après traitement ou après acte préventif (ex : chirurgie prophylactique).

Ainsi dans certains syndromes, le risque tumoral est très élevé, l'âge précoce (enfance, adulte jeune), les localisations tumorales multiples, les possibilités de diagnostic précoce et les capacités thérapeutiques limitées ou les séquelles importantes (Li et Fraumeni, Rb, APC, VHL)

CONCLUSION

L'identification au sein des familles des personnes porteuses du gène de prédisposition permet de mettre en place une prise en charge adaptée. Cette démarche aboutit à la proposition de mesures de dépistage et à la prévention, dont les bénéfices ont déjà été validés dans la plupart des syndromes en terme de morbidité et de mortalité. Ainsi des études récentes ont montré le bénéfice en terme de mortalité de la prise en charge des formes familiales de cancers héréditaires du sein ou du colon[7].

---

1 Diagnostic prénatal : Pratique et Enjeux, éditions INSERM, 2003
2 http://www.agence-biomedecine.fr/fr/experts/chiffres-rapport.aspx et rapport d'activité Lyonnet 2008, Agence Biomédecine
3 Diagnostic prénatal : Pratique et Enjeux, éditions INSERM, 2003
4 Feyereisen et al, 2007
5 Sermon et al, 2007 ; Andersen et al, 2007
6 http://www.agence-biomedecine.fr/fr/experts/chiffres-rapport.aspx#
7 Domchek 2006

5 SIDA, SOCIÉTÉ, ETHIQUE

Albert SOTTO

A travers ce chapitre, nous abordons quelques aspects des conséquences sociales du sida, « épidémie des temps moderne » évoluant maintenant depuis plus de 25 ans. Il apparaît qu'à travers cette épidémie, ont été remis en question un certain nombre de concepts à la fois médicaux mais également socioculturels.

LA STIGMATISATION

L'émergence de l'épidémie de sida au sein de la communauté homosexuelle, d'abord nord américaine, puis européenne, a eu diverses conséquences. En effet, il a fallu attendre la fin de l'année 1982, pour que le terme acquired immuno-deficiency syndrome (AIDS) ou syndrome d'immunodéficience acquise (SIDA) soit adopté. Auparavant les termes « gay pneumonia », cancer gay, gay syndrom, gay related immuno-deficiency (GRID) étaient utilisés. Cette stigmatisation a eu pour conséquence la notion de groupe à risque pour cette maladie, sous tendue par des connotations morales. En effet, devant les premiers cas diagnostiqués chez de jeunes homosexuels masculins, un certain nombre d'hypothèses étiologiques vont être évoquées. Elles mêleront à un possible agent infectieux encore inconnu, la notion de « pratiques de vie excessives », de « libération et promiscuité sexuelles », de « consommation d'aphrodisiaques (les poppers) ». Il a alors été d'autant plus difficile sur le moment de lutter contre ces hypothèses interprétatives, qu'aucune étiologie sérieuse n'a été avancée avant 1983. Ainsi, les adeptes du « mal » comme cause première à cette maladie émergente ont eu beau jeu pendant de longs mois d'autant plus que groupe à risque se transformera vite en « groupe à danger ». Les plus radicaux des antilibéraux iront jusqu'à proposer des lieux d'enfermement pour les malades, les « sidatorium ».

Le sida va être considéré progressivement comme une maladie des marginaux, aggravant le phénomène de stigmatisation. Il en sera de même mais probablement à un moindre niveau pour les toxicomanes. Ces groupes dits « à risque » ne tarderont pas à devenir des boucs émissaires pour certaines opinions « bien pensantes ». Il faut également noter que la stigmatisation est d'autant plus importante que la personne infectée a un statut socio-économique bas et qu'elle est étrangère en particulier en situation irrégulière.

Même avec l'avancée des connaissances sur les modes de transmission du virus, les malades apparaîtront pour certains comme des pestiférés. Ils seront également taxés de fautifs ou de déviants par rapport à des comportements considérés comme « la norme ». Ainsi, la détermination par les épidémiologistes de groupes à risque ayant pour but de mieux appréhender l'épidémie a eu des conséquences sur la vie sociale des séropositifs. Il est fréquent d'oublier que les biostatistiques sont faites pour être interprétées à l'échelle d'une population et non pas d'un individu. Cependant, les interventions des associations, de certains médecins et de personnes publiques ont permis une évolution des critères de normes sociales et ouvert l'espace à une prévention respectueuse à la fois du droit individuel et du droit communautaire. La lutte des associations contre la notion de « groupes à risque », trop stigmatisant a conduit au concept de « pratiques à risque » qui qualifie plus un individu dans ses comportements qu'un groupe.

La stigmatisation n'a pas été uniquement perceptible au sein du grand public. La méconnaissance initiale des mécanismes de transmission de la maladie a conduit initialement à une certaine discrimination des malades dans les hôpitaux avec notamment des isolements à outrance des patients rappelant les grands fléaux épidémiques. En effet, la stigmatisation trouve sont origine dans la peur de la mort, dans un contexte de méconnaissance des mécanismes de contagiosité, qui aboutit sans raison à des comportements de rejet vis-à-vis des personnes infectées.

Un autre changement de vocabulaire a également participé à cette évolution des normes sociales. Il s'agit de la reformulation des toxicomanes en « usagers de drogue ». Cette nouvelle appellation a contribué à évacuer le stigmate « délinquance » attachée depuis longtemps à la toxicomanie. Ainsi les usagers de drogue ont pu exister à travers un système sanitaire et social qui leur a été dédié et leur a donné une existence au sein de la société. Ces mesures ont été à l'aube de l'addictologie moderne.

LE SENTIMENT DE REJET

La stigmatisation conduit sans aucun doute à l'hésitation de dire (certains emploient « révéler », ce qui a une connotation de secret) sa séropositivité. Le séropositif est fréquemment devant une alternative compliquée. Dire sa séropositivité pourrait conduire à un rejet par son entourage, avoir des conséquences délétères dans sa vie professionnelle. Il persiste encore dans l'opinion publique des réactions de méfiance vis-à-vis du risque de contagiosité par simple cohabitation avec une personne infectée par le VIH. Ne pas dire sa séropositivité peut conduire à un isolement et une évolution psychologique sur le mode dépressif aggravé par les difficultés sentimentales, d'avoir des projets à long terme comme élever des enfants ou faire une prospective de carrière professionnelle.

LA RÉACTIVITÉ DES MALADES ET DES ASSOCIATIONS DE MALADES

La réactivité de la communauté homosexuelle à l'évolution de cette « nouvelle maladie » est sans nul doute liée à la préexistence d'une communauté déjà bien structurée, notamment au sein de mouvements militants. En effet, dès les années 70, se sont constituées au sein de grandes villes des Etats-Unis des communautés homosexuelles, aboutissant à une certaine autonomie sociale, économique et culturelle. Ce fut le cas de San Francisco et de New York. Les médecins gays joueront un rôle important au sein de la communauté homosexuelle devenue méfiante vis-à-vis de l'opinion publique, du monde médical et des pouvoirs publics. Au cours du temps, la perception du sida, notamment dans le milieu homosexuel est passée du stade où il était qualifié de menace pour la libération sexuelle considérée alors comme une condition majeure à l'accomplissement de soi, au stade de « safer sex ». Ce dernier n'est en rien en opposition avec la libéralisation sexuelle mais correspond à une adaptation afin de contourner le risque de transmission infectieuse. Il consistera à la fois en des mesures pratiques comme la distribution de préservatifs et des campagnes d'information au plus près des personnes concernées. Cette transition s'est faite essentiellement à la lueur d'une prise de conscience de la menace du risque de mort.

A côté des actions de la communauté homosexuelle, vont se constituer progressivement des associations d'abord à but caritatif pour la recherche médicale sous l'impulsion de médecins précurseurs dans le domaine de la recherche et des soins liés au sida. Ce fut le cas d'Arsida (association de recherche sur le sida) en 1982, et d'Arcat-sida (association pour la recherche clinique contre l'AIDS et sa thérapeutique) en 1985. Le milieu artistique particulièrement touché par la maladie se mobilisera et créera l'Association des artistes contre le sida à la même époque.

L'intervention des associations ne s'est pas limitée à récolter des fonds pour la recherche. Elles ont développé un soutien aux malades et à leur famille, voire même aux professionnels de santé. Ce fut le cas de Vaincre le sida dès 1983. C'est avec la création d'AIDES en 1984 que se sont formalisées des actions sur le plan social, luttant notamment contre la stigmatisation des malades et sur le plan politique servant alors de relais incontournable avec les autorités sanitaires. AIDES continuera à se développer, mettant en place une vingtaine de relais régionaux, diversifiant ses actions au fil de l'évolution de l'épidémie et des besoins qu'elle induira et aboutissant même à l'essaimage d'association filles ayant des vocations dans des domaines plus spécialisés.

Cette expansion et cette diversification associatives ont conduit à la constitution d'un maillage de la vie sociale ou le malade, les familles et les professionnels ont pu trouver le plus souvent des réponses adéquates aux problèmes soulevés par la vie quotidienne. Les associations ont favorisé les échanges entre malades et non malades, une meilleure compréhension de la maladie dans le grand public. Grâce aux associations sont nés des services téléphoniques d'information, de prévention, de soutien. Les associations auront d'autant plus de poids dans leur dialogue et revendications vis-à-vis des autorités publiques, qu'elles étaient initialement constituées de personnes appartenant aux classes moyennes et supérieures de la société. Le développement des associations a d'autant plus été favorisé que le début de l'épidémie a été marqué par un certain immobilisme des pouvoirs publics.

Dès la connaissance des modalités de contamination, les associations de malades ou d'aide aux malades sont entrées activement dans une politique de prévention préconisant notamment l'utilisation des préservatifs, des seringues à usage unique pour les toxicomanes ainsi que la limitation de la transfusion sanguine et cela bien souvent avant des décisions officielles. Ainsi, par leur relation de proximité, les associations ont joué un rôle fondamental dans la politique de prévention au niveau individuel. En effet, les changements de comportement reposent sur une pédagogie au plus près des pratiques sociales de l'individu.

Les associations insisteront sur le fait que la prévention et la lutte contre le sida ne peuvent s'envisager que dans un respect des libertés individuelles et sur le volontariat. Des prises de position innovante vis-à-vis de la toxicomanie seront développées, nous l'avons déjà dit l'utilisation des seringues à usage unique mais aussi l'arrêt de la répression des toxicomanes et la mise en place de programme de substitution. Le terme de toxicomane sera remplacé par celui « d'usager de drogue ». Ces modifications de prise en charge préconisées par les associations et certains médecins spécialistes du sida ont entraîné une certaine polémique avec les spécialistes de la lutte contre la toxicomanie qui ont vu là un risque de favoriser la consommation et de pérenniser de telles pratiques.

En 1989, à l'instar d'Act Up créée aux Etats-Unis en 1987, a été créé Act Up Paris. Les actions de cette association ont été retentissantes par leur contraste avec les habitudes des autres associations. En effet, Act Up aura pour politique de ne faire aucun compromis avec les pouvoirs publics et d'élaborer des actions publiques d'éclat avec notamment mise en scène des processus de stigmatisation contre lesquels lutte l'association. Ces actions d'éclat finiront par être condamnées par une majeure partie de l'opinion en particulier dans le monde médiatique et dans celui des sciences sociales.

Les années précédant l'apparition du sida avaient été marquées par une maîtrise certaine des maladies infectieuses en particulier dans les pays industrialisés avec l'efficacité des antibiotiques, de la vaccination et des mesures d'hygiène générale. L'émergence d'une nouvelle maladie transmissible liée à un virus inconnu et responsable d'une entité syndromique encore jamais décrite a eu des conséquences importantes dans le milieu médical à la fois sur le plan organisationnel des soins et de la recherche mais aussi sur le plan relationnel avec les malades et les autorités sanitaires.

Dans un premier temps l'afflux de malades dans les services hospitaliers a conduit à une réorganisation de ces derniers. En effet, si l'action sociale a été l'apanage des associations au début de l'épidémie, l'ampleur prise par cette dernière a poussé les autorités sanitaires à développer les services sociaux et d'aide psychologique au sein des établissements de santé.

L'amélioration des performances thérapeutiques a transformé une maladie dont l'évolution fatale était la règle en une maladie chronique. Cela a eu pour effet un renforcement de la prise en charge extrahospitalière des personnes séropositives et une approche différente des soins avec l'entrée en jeu de l'observance et de « l'éducation du patient » et de la prise en charge multidisciplinaire en raison de l'installation de complications comme les complications métaboliques ou cardiovasculaires.

L'évolution sur un mode chronique de l'infection par le VIH est à la base du rôle du « patient » en tant « qu'acteur de santé ». D'un côté, la maladie est au centre de la vie du patient, la rythmant avec ses différents rendez-vous : prises des médicaments, visites médicales, examens complémentaires, formalités administratives et sociales. D'autre part, le patient est au centre du système de soins et joue un rôle prépondérant dans les domaines de la prévention et de la compréhension de son suivi. Sur ces derniers points, les associations de malades jouent également un rôle fondamental.

Le rôle actif du malade s'oppose ainsi au modèle du médecin « paternaliste ». Cette évolution anti-paternaliste a été possible grâce à certains médecins cliniciens, pionniers dans le domaine du sida et qui s'opposeront à la « tradition ». Ils mettront en exergue la nécessité d'un partage avec le malade. Ce partage s'est prolongé dans le cadre du droit de regard qu'ont revendiqué les associations. Il a abouti à la participation des malades aux réunions scientifiques, aux instances officielles et à la reconnaissance de leur connaissance spécifique. Ce droit de regard facilement accepté par la communauté médicale dans le domaine du social et de l'humain a été plus difficilement admis dans le domaine de la recherche et de la thérapeutique.

Ainsi, comme l'avaient souhaité les associations, le patient est passé au cours du temps d'un statut passif à un statut actif avec une connaissance accrue des traitements sous tous leurs aspects. Cependant, la progression de l'épidémie au sein de classes sociales de niveau socioculturel peu élevé rend plus compliqué l'accès à ce statut « actif ».

LE RÔLE DES MÉDIAS

La prise en compte de l'épidémie de sida a connu plusieurs étapes dans le milieu des médias. D'abord traitée sur un plan médical comme une nouvelle maladie de cause inconnue, les médias ont rapporté les hypothèses médicales avancées. Rapidement, certains scientifiques ont utilisé les médias comme moyens de diffuser de l'information au grand public ou encore de lancer des débats. Au fur et à mesure, de la progression de l'épidémie, une certaine presse a œuvré dans le registre du sensationnalisme avec des titres comme : « sida, la nouvelle peste ». Cependant, l'approche journalistique s'est faite progressivement en prenant en compte plusieurs champs : bien entendu médical mais aussi politique, social et culturel. Les associations de malades contribueront également à cette évolution en favorisant l'information et le débat public.

Les médias ont fortement relayé des événements marquants de « l'histoire du sida ». Ce fut le cas de « L'affaire de la paternité du virus » engageant une bataille de plusieurs années entre une équipe française, celle de Luc Montagnier et une équipe américaine celle de Robert Gallo afin de désigner le réel découvreur du virus de l'immunodéficience humaine. La découverte, durant l'année 1983, d'un nouveau virus par l'équipe française de Luc Montagnier, directeur du département de virologie de l'Institut Pasteur de Paris va conduire à plusieurs controverses au sein du milieu scientifique. Le débat portera d'abord sur la paternité du virus, en particulier avec l'équipe de Robert Gallo. Contrairement à celle de Montagnier, cette équipe évoqua non pas un nouveau virus mais un virus mutant à partir de souches déjà connues de virus de type HTLV. Cette controverse, sous tendue par des intérêts économico-politiques (brevetage des tests diagnostics spécifiques de l'infection virale), trouva une issue définitive une dizaine d'années plus tard quand la justice reconnut que le virus isolé par Gallo était le même que celui isolé par Montagnier et qu'il provenait du même malade français. Un autre événement fut largement développé dans les médias : l'affaire dite « du sang contaminé ». C'est à partir de 1991, à la suite de plaintes de l'association française des hémophiles et de l'association française des polytransfusés ainsi que d'un rapport de l'inspection générale des affaires sociales, que l'affaire dite « du sang contaminé » a été médiatisée. L'enquête et les débats judiciaires au cours de cette affaire ont fait ressortir les difficultés à définir des responsabilités politiques et administratives. Les débats souligneront également la frontière parfois floue entre intérêts économiques et intérêts des malades. A la suite de cette affaire sera créée l'Agence française du sang.

LA STRUCTURATION DE LA RECHERCHE

Après les premiers balbutiements, la recherche va progressivement se structurer. Trois domaines vont émerger : l'épidémiologie, la biologie avec deux pôles majeurs, la virologie et l'immunologie et la recherche clinique.

Dans le domaine de l'épidémiologie, les autorités vont s'efforcer de mettre en place une surveillance afin de fournir des taux de prévalence et d'incidence des personnes atteintes de sida. C'est en 1986 que le sida entre dans la liste des maladies à déclaration obligatoire, de manière anonyme. Il est à noter qu'au début de l'épidémie, il existe des incertitudes quant à la proportion de personnes porteuses du VIH qui va évoluer vers le stade sida.

Pour ce qui concerne la recherche biologique, assez rapidement après la découverte du virus causal, des tests sérologiques vont être mis sur le marché en 1985. La virologie et l'immunologie vont faire des progrès très sensibles permettant de mieux comprendre les mécanismes intimes de l'infection.

L'émergence d'une nouvelle maladie transmissible contre laquelle il n'existait aucune parade thérapeutique a bouleversé l'organisation des essais thérapeutiques en France. Ce bouleversement s'est opéré à différents niveaux. Celui de l'industrie pharmaceutique et celui des hôpitaux ou les essais sont réalisés. Les essais au cours du sida ont exacerbé les tensions qui pouvaient exister entre scientifiques qui cherchent à démontrer l'efficacité du nouveau médicament, médecins qui eux aussi ont cet objectif mais avec la notion de la relation médecin-malade, les industriels qui ont des objectifs économiques et les malades réclamant une mise rapide sur le marché des nouveaux traitements.

De nombreuses associations ont rapidement prôné une participation active des malades aux essais thérapeutiques. Il s'agissait d'une part d'être mieux informé sur les nouveaux traitements ou combinaisons thérapeutiques proposées mais aussi de jouer un rôle au sein même des institutions organisatrices des essais.

Ainsi comme le décrit Nicolas Dodier dans son ouvrage « Leçons politiques de l'épidémie de sida », nous sommes passés, non sans mal, d'une tradition clinique, où seul le médecin clinicien décidait et représentait la garantie éthique à une modernité thérapeutique d'Etat. Cette dernière a eu pour fil conducteur les « essais contrôlés » gérés dans un cadre multidisciplinaire associant cliniciens, méthodologistes, éthiciens, industriels, administratifs et des associations de malades. Ainsi, pendant longtemps se sont opposés la médecine traditionnelle basée sur une autorité cognitive et morale à une médecine basée sur les preuves et la mise en forme juridique de l'éthique avec notamment la naissance d'une loi ayant pour but la protection des personnes dans le domaine de la recherche biomédicale (loi Huriet-Sérusclat). La modernité thérapeutique a abouti aussi au concept de « malade à considérer comme un individu responsable », ayant des droits et devant être protégé de toute transgression en matière d'essai thérapeutique.

Il est important de souligner qu'au début, certains médecins se sont opposés au principe des essais thérapeutiques selon la méthodologie faisant appel à la randomisation des traitements, au double aveugle et à l'utilisation de placebo. Progressivement cette opposition s'est déplacée vers un autre objectif : à quel moment arrêter un essai thérapeutique ? L'argument étant alors, dans le cadre d'essais thérapeutiques longs, de risquer de laisser les patients sous des traitements dépassés uniquement dans un but méthodologique. Ainsi deux camps se constitueront, celui en faveur d'essais contrôlés stricts et celui en faveur d'essais dits pragmatiques et évolutifs. L'arrivée de techniques de mesure de la charge virale plasmatique, de nouvelles molécules antivirales permettant à la fois une meilleure évaluation de l'infection virale et un meilleur contrôle de celle-là a diminué la tension entre ces deux camps et conduit à un consensus dans le domaine des essais thérapeutiques qui ont évolué vers plus de souplesse.

LA THÉRAPEUTIQUE ANTIRÉTROVIRALE

Pendant plusieurs années, aucun traitement efficace contre le VIH n'a été disponible. Cette période a été caractérisée par des effets d'annonce sur la découverte de nouveaux médicaments efficaces pour lesquels l'espoir est bien vite retombé. Elle a également été marquée par la course au traitement de certains malades qui n'hésiteront pas à se procurer à prix d'or des traitements soi-disant efficaces dans d'autres pays. Il ne sera pas possible d'empêcher l'émergence de médecines parallèles, jouant sur l'incrédulité et l'angoisse des malades et relevant d'un charlatanisme qui aujourd'hui paraît tellement évident. En octobre 1985, a éclaté le « scoop de la ciclosporine », médicament utilisé depuis peu à l'époque dans la prévention des rejets de greffes et administré à des malades ayant un sida par une équipe médicale de l'hôpital Laennec à Paris. Ce scoop a rapidement laissé place à une crise non seulement liée à un effet d'annonce médiatico-politique de résultats dont les bases scientifiques étaient plus que précaires mais surtout à un procédé considéré par la majorité comme le retour à une médecine contraire à l'éthique des essais thérapeutiques. Les expérimentateurs argumenteront alors en invoquant « l'urgence sanitaire ». A partir de cette époque, la médecine moderne a opté pour la mise en place d'essais thérapeutiques évoluant dans un cadre légal alliant les aspects scientifiques et éthiques. Cependant, bien que les essais contrôlés prennent en compte la dimension éthique et évitent les dérapages de l'expérimentation chez l'homme, des associations de malades militeront pour obtenir le plus précocement possible les médicaments considérés comme efficaces. La législation ira finalement dans ce sens en autorisant l'octroi à titre compassionnel de traitements encore en phases précoces d'expérimentation, soulignant ainsi la particularité du sida ou la médecine est tiraillée entre la rigueur scientifique et l'attente des malades angoissés. L'arrivée des antirétroviraux a également été marquée par des polémiques concernant la justification éthique de la réalisation d'essai avec utilisation d'un placebo. Les adversaires de ce procédé ont prôné le suivi de l'efficacité des médicaments testés sur des critères biologiques.

A partir de 1996, l'arrivée sur le marché de médicaments antirétroviraux ayant un nouveau mode d'action, les antiprotéases, va s'accompagner d'une nette diminution du taux de mortalité lié au VIH ainsi que d'un ralentissement de la progression des séropositifs vers le stade de maladie symptomatique. Le taux d'hospitalisation lié au VIH va par conséquent décroître. Cela va avoir plusieurs conséquences. D'une part, une sorte de banalisation du sida avec une moindre médiatisation, des changements dans les actions de l'Etat avec notamment suppression de l'agence française de lutte contre le sida et diminution des attributions budgétaires à la lutte contre le sida ainsi qu'une mise en difficulté de fonctionnement de certaines associations par manque de fonds, voire par désengagement de certains. Alors, le tissu associatif va organiser des actions pour récolter des nouveaux fonds, notamment grâce à la générosité de la population comme au cours du « Sidaction ». Il va également développer des coopérations avec d'autres associations à vocation sociale notamment dans le domaine des mal logés et des sans papiers.

Les trithérapies ont également eu comme conséquence (au moins pour les pays industrialisés dans un premier temps) une modification dans le suivi épidémiologique de l'épidémie. En effet le nombre de malades diminuant de manière très significative et la surveillance épidémiologique reposant sur la déclaration de ces cas, le critère de surveillance est devenu la séropositivité. Sa déclaration obligatoire qui au début de l'épidémie soulevait de nombreuses polémiques, a fini par apparaître à ces opposants, à la fois un moyen de prise en charge plus précoce des séropositifs et d'éviter une sous-estimation de l'épidémie.

L'arrivée des trithérapies et leur succès sur l'histoire naturelle de la séropositivité VIH a eu aussi des conséquences en termes de conduites dites à risques. En effet, il a été observé une moindre tendance à la prévention lors des rapports sexuels, ce qui s'est traduit par une réémergence des infections sexuellement transmissibles.

LES DÉCISIONS DES POUVOIRS PUBLICS

Les premières années de l'épidémie ont été marquées par un certain temps de latence dans les prises de décision des pouvoirs public. Ce retard est certainement imputable aux incertitudes concernant la nature exacte de la maladie, les risques évolutifs pour les porteurs du virus, les risques d'extension dans la population. En outre, à l'époque, le système français de réponse à une épidémie était inadapté et ainsi peu réactif. Les lenteurs ont concerné aussi bien les moyens financiers spécifiques attribués au système de santé, que des mesures dédiées aux malades comme « le remboursement à 100 % » des frais médicaux mis en place en 1986, l'organisation de la lutte contre le sida avec la mise en place des centres d'information et de soins de l'immunodéficience humaine (CISIH), ou encore des mesures préventives capitales. En effet, il faudra attendre 1987 pour que la publicité sur les préservatifs et que la vente libre des seringues dans les pharmacies soient autorisées et que la première campagne médiatique de prévention soit lancée. Il faudra aussi attendre la même année pour que le sida soit déclaré en France « grande cause nationale » en 1988 et 1989 pour que soient mises en place l'agence nationale de recherche sur le sida (ANRS), l'AFLS et le conseil national du sida (CNS) aboutissant ainsi à la formalisation de la reconnaissance étatique du sida.

Nombre de questions éthiques, sous tendues par le spectre de la stigmatisation et de la discrimination, se sont posées aux dirigeants politiques : dépistage systématique ou dépistage volontaire voire pour certains Etats contrôle des migrants entrant aux frontières comme aux Etats-Unis en 1987. En France, les associations et la majorité des médecins se sont opposés au dépistage systématique en raison de son caractère coercitif, d'un risque accru de stigmatisation et de l'absence d'intérêt thérapeutique évident d'une telle mesure. Au cours du temps, l'Etat s'est adjoint de plus en plus l'expertise de spécialistes qui ont éclairé des décisions administratives et la politique de santé.

IMPACT DE LA POLITIQUE DE PRÉVENTION SUR LA VIE SOCIALE

Comme nous l'avons vu, les associations ont milité pour promouvoir une politique de prévention fondée sur la tolérance et les libertés individuelles. Avec la mise en place des mesures de prévention contre la transmission sexuelle et la transmission par échange de seringues, s'est posé l'acceptation de certains comportements dans la société. En effet, promouvoir le préservatif ou la distribution de seringues stériles a déclenché des réactions d'opposition avec pour arguments que ces méthodes favoriseraient des comportements « hors norme » comme le libertinage sexuel à la place de la fidélité ou encore la liberté de consommation de drogue à la place d'une politique de répression. Ainsi, la prévention, surtout lorsqu'elle touche des domaines tabous, se place au centre de débats sur les comportements des individus. La prévention de la transmission du VIH telle qu'elle a été promue d'abord par les associations puis par les pouvoirs publics a contribué à reconnaître et à « normaliser » des comportements jusque-là réprimés ou non acceptés dans la société.

CONCLUSION

Si le sida a été marqué lors de son émergence par des accents rappelant les anciennes épidémies, stigmatisation, peur irrationnelle, culpabilisation, l'évolution s'est faite vers une appréhension moderne de cette épidémie alliant raison, maîtrise scientifique, dignité des malades, des associations et des acteurs de santé. Le rôle des associations de malades ou d'aide aux malades a été fondamental dans la prise en compte du sida comme fléau social. Cependant, la vigilance est de mise. De trop nombreux témoignages de séropositifs indiquent encore les grandes difficultés psychologiques et sociales dans lesquelles ils se trouvent renforcées encore par les barrières transculturelles pour nombre d'entre eux.

6 VIOLENCE ET MÉDECINE

Eric BACCINO

Le présent chapitre aborde les relations entre violence et médecine à partir des quatre objectifs suivants :

1/ Définir ce qu'est la violence à partir de plusieurs points de vue : général, médical et judiciaire ;
2/ Préciser quelques données objectives relatives à la violence et à la façon de les interpréter ;
3/ Préciser le rôle de médecin en ce qui concerne la prise en charge des victimes de violences
4/ Préciser le rôle de médecin dans la prise en charge des auteurs de violences ;
5/ Envisager les situations dans lesquelles le médecin est lui-même victime de violences.

Pour chacune des situations évoquées, nous préciserons les questions éthiques qui en découlent.

DÉFINITIONS DE LA VIOLENCE

Du point de vue général

La violence peut être définie comme : « *une force intense souvent destructrice... abus de la force (par opposition à la persuasion ou à la conciliation)... contrainte illégitime... qui empêche le consentement en affectant l'élément de liberté... par la crainte qu'elle engendre d'un mal considérable et imminent* ». Elle peut être aussi s'écrire au pluriel : "violences" : « actes de violence, voies de fait ».

On retient de ces définitions la notion de force, d'abus de contrainte, de destruction et le fait que chaque fois qu'elle s'exerce la violence est une atteinte aux libertés, essentiellement aux dépens des plus faibles.

Du point de vue médical

Le médecin confronté aux conséquences des violences psychiques mais aussi physiques et aura pour rôle d'analyser les conséquences et causes de ces différents types de violence.

Les violences physiques peuvent être dues à :
- *Des instruments contondants :* responsables d'hématomes, de contusions, d'ecchymoses (tout terme se manifestant au niveau cutané par un bleu plus ou moins visible) mais aussi abrasion lorsque le revêtement cutané est touché, voire des fractures lorsque la force exercée est plus importante. Ces instruments contondants peuvent être le poing, les pieds mais ils peuvent être aussi une barre de fer, le sol à la suite d'une chute d'un lieu élevé, la carrosserie d'un véhicule lors d'accidents de la voie publique...
- *Des armes à feu :* le médecin doit connaître la différence entre les balles et les plombs de chasse les armes de poing et les armes à canon long. La notion de distance de tir est fondamentale pour faire la différence entre suicide et homicide.
- *Des armes blanches :* elles peuvent être utilisées en tant qu'instruments piquants (coup d'estoc) mais aussi tranchants, coupants. Contrairement aux armes à feu l'identification de l'arme à partir des blessures est difficile. La question qui se pose aussi au médecin devant des blessures par armes blanches est de savoir s'il s'agit de blessures auto infligées ou infligées par des tiers. La localisation et le type de lésions permettent souvent d'y répondre.

Mais il existe de *nombreux autres agents traumatisants* : les agents thermiques (brûlures, ébouillantement), les conséquences de l'électrisation, les lésions par agents chimiques, les explosifs...

Le médecin a besoin de connaissances techniques pour soigner mais aussi interpréter l'origine de ces blessures car personne d'autre que lui ne pourra le faire. Son devoir éthique est donc avant tout un devoir de connaissance.

Pour le médecin, ces violences physiques et psychiques représentent un véritable problème de santé publique lorsque l'on considère qu'il y a près de 5000 morts/an par accident de la voie publique (à comparer aux 1200 homicides par an en France).

C'est aussi un problème d'urgences quotidiennes comme le montre une étude faite aux urgences de Montpellier qui retrouvait que, en moyenne 4 personnes se présentent quotidiennement aux urgences de Montpellier au motif avoué d'être victime de violences (en sachant que beaucoup de violences ne sont pas signalées).

Le médecin est à ce moment-là confronté d'abord à un problème typiquement médical : diagnostic, s'agit-il d'une urgence ou non, et thérapeutique souvent exclusivement somatiques mais également prise en charge psychique.

Il doit aussi assurer une prise en charge globale de type médico-judiciaire pour permettre à la victime qui porte plainte de voir ses droits à la justice et à la réparation appliqués le mieux possible.

Du point de vue judiciaire

Les violences y sont définies comme des crimes et délits contre les personnes et ils représentent entre 5 et 10 % de toute la délinquance répertoriée par les forces de l'ordre.

La justice classe les différents types de violences en fonction de leur gravité, de leur intentionnalité, de leur désir de nuire ; ceci permet de définir la qualité des poursuites et des sanctions pénales applicables envers les auteurs mais également d'adapter la démarche indemnitaire pour les victimes.

La justice a besoin que les médecins lui permettent aussi de faire la différence entre des blessures infligées par un tiers et celles qui sont autos infligées (auto-mutilations, recherche d'avantages secondaires) voire accidentelles.

Du point de vue judiciaire, il y a des circonstances de violences qui sont "aggravantes" ce qui sous entend que les sanctions seront plus sévères : le fait que les violences soient volontaires est plus sanctionné que les violences involontaires ou celles commises par imprudence.

Si les violences sont volontaires, sont plus sanctionnées celles commises en réunion (en groupe) et/ou avec armes.

Enfin, le motif de violence joue un rôle : le motif crapuleux est plus sévèrement sanctionné que le passionnel et la légitime défense.

Les conséquences physiques sur la victime jouent aussi un rôle sur ma prise en charge judiciaire de la violence : conséquences sur la victime évaluées au moyen de l'ITT (incapacité totale de travail cf. plus loin) ou l'AIPP (atteinte permanente à l'intégrité physique et psychique).

La nature de la victime (adulte protégé, victime particulièrement vulnérable pour différents motifs : âge, grossesse...) influent également sur la sévérité de la peine.

LA VIOLENCE : DONNÉES QUANTITATIVES

Au niveau national, plus de 4 millions de faits sont constatés chaque année les 3/4 étant traités par la police (zone urbaine) et 1/4 environ par la gendarmerie.

Le taux global d'élucidation pour l'ensemble des violences de la délinquance est de l'ordre de 25 %.

Pour ce qui est de l'Hérault entre 80 000 et 90 000 faits de délinquance sont répertoriés chaque année.

On constate depuis 1968 une augmentation régulière de la délinquance qui se répartit en vol pour 60 %, délinquance économique 8 à 9 %, crimes et délits contre les personnes (les violences qui nous intéressent) pour 7 à 8 % et "autres" dont infraction à la législation sur les stupéfiants (usage et trafic de drogues) pour 23 % des cas.

Au sein des crimes et délits contre les personnes, ce sont les violences intrafamiliales qui prédominent avec plus de 45 000 cas par an suivies des viols (10 000) et autres agressions sexuelles (15 000). Les violences volontaires (bagarres) représentent environ 125 000 cas.

Il y a selon les années entre 1 200 à 1 400 homicides par an en France.

Le premier devoir éthique d'un médecin face à ces chiffres est d'admettre et de savoir qu'ils sont "approximatifs".

Un recueil de données "approprié et adapté" peut les modifier légèrement vers le haut ou le bas selon que l'on veut parier sur la peur de l'électeur ou au contraire montrer que l'on a été efficace dans la lutte contre la violence.

Le principal motif d'erreur et toutefois et de très loin le sous signalement par les victimes, phénomène qui touche la délinquance en général et les violences en particulier (80 à 90 % d'entre elles ne sont pas signalées aux forces de l'ordre).

Pour ce qui est des violences contre les personnes, les motifs de ce non-signalement sont multiples : honte d'avoir été violée et que cela se sache, conséquences sociales, familiales et financières de la condamnation du mari auteur de violences et seule source de revenues... Beaucoup de personnes surtout pour les victimes des infractions les plus mineures n'ont pas confiance dans le système ayant l'impression qu'il n'a pas les moyens de s'y intéresser et force est de constater que le taux de résolution des crimes les plus graves est beaucoup plus important que celui de la « petite délinquance ».

Les enquêtes criminologiques du FBI montrent cependant que les criminels les plus violents, les plus "en série"ont toujours commencé par des délits considérés comme mineurs.

On comprend que le caractère massif des chiffres de la délinquance mette sous pression le système judiciaire et ait un impact financier considérable.

La violence fait aussi partie intégrante du débat électoral et influe sur le mode de vie : création de résidences fermées et "sécurisées" (où ce sont les victimes potentielles que l'on enferme), refus des médecins de se déplacer dans "les quartiers"...

LE MÉDECIN ET LES VICTIMES DE VIOLENCES

Le bilan d'activité de l'équipe de médecine légale de Montpellier dans le cadre de la garde 24h/24 pour la réquisition judiciaire montre que les cadavres (195 levées de corps, 140 autopsies) représentent une part limitée de l'activité du médecin légiste qui voit par contre près de 1200 victimes vivantes (violences volontaires, agressions sexuelles sur adultes/mineurs, sévices à enfants), le gros de l'activité étant l'examen des gardés à vue.

Nous allons voir les problèmes posés dans chacune de ces conditions d'examen de victimes vivantes.

Violences volontaires et involontaires

Ce qui est central dans ces situations c'est la notion d'ITT ou "incapacité totale de travail".

Cette ITT peut être définie comme la période de temps pendant laquelle une personne n'est pas autonome pour les activités quotidiennes essentielles (se vêtir, se déplacer, se transférer du lit à la position debout, se laver, se nourrir...) C'est donc de façon impropre que les rédacteurs du code pénal l'ont appelée "incapacité totale de travail" car si cela était le cas, c'est seulement un quart à un tiers de la population qui pourrait se prévaloir du titre de travailleur et être de ce fait mieux protégée des violences.

Si l'ITT ne dépasse pas huit jours, elle donne lieu à contravention ; dans le cas contraire pour les violences volontaires il s'agit d'un délit. Les sanctions sont alors plus importantes (mise en garde à vue possibilité de prison, d'inscription au casier judiciaire). Cette limite est fixée à 3 mois pour les violences involontaires (par exemple accidents de la route).
Nous sommes dans une situation unique dans le droit français (voire international) où le certificat médical conditionne la qualité des poursuites et des sanctions judiciaires pénales.

Problématique

Le médecin peut être soumis à des pressions contraires entre l'agresseur et la victime bien sûr, mais aussi de la part de certaines forces de l'ordre qui allèguent (à tort) que sans une durée d'ITT supérieure à 8 jours aucune action efficace ne serait possible. Il est du devoir éthique du médecin de ne pas jouer au "justicier" et de rester dans un rôle objectif qui est celui d'une évaluation stricte et technique de cette ITT.

Viols et agressions sexuelles de victimes adultes (plus de 18 ans)

Le médecin doit faire preuve d'une écoute attentive et bienveillante et ne pas se positionner en tant que juge même s'il a l'impression que les déclarations de la victime sont fantaisistes ou fausses : le vraisemblable n'est pas toujours le vrai. L'expérience prouve que tout est possible et le rôle du médecin est d'abord d'être un praticien, un "traitant".

Problématique

Ce qui pose problème c'est le refus fréquent de signalement à l'autorité judiciaire de la part de la victime qui, pour des raisons diverses, ne veut pas que le viol soit connu.

Le médecin se doit d'insister pour que la victime accepte de porter plainte pour différentes raisons : pour que ses droits de victime soient reconnus et que la justice passe avec sanction de l'auteur et réparation du préjudice de la victime (tant que faire se peut), pour éviter que l'agresseur récidive et agresse sexuellement soit la même victime soit d'autres personnes.

La loi française prévoit la possibilité de faire une sérologie à la recherche de maladies vénériennes chez l'agresseur mis en garde à vue.

L'agresseur peut refuser, il ne sera pas contraint mais passible d'une peine de prison.

Se pose ensuite la question éthique de l'information à la victime : le médecin qui connaît le résultat de la sérologie de l'agresseur doit en tirer partie pour éviter à la victime des traitements préventifs inutiles ou pour, au contraire, la convaincre de la nécessité de ce type de traitement dont on sait qu'il est pénible et souvent mal toléré.

Violences conjugales

Des études récentes ont démontré là aussi le caractère massif de ces violences avec chaque année près de 1 % des femmes qui sont violées ou agressées sexuellement dans le cadre de leur vie conjugale. 2.5 % de ces mêmes femmes sont victimes chaque année de violences physiques au sein d'un couple officiel ou non.

Une femme décède de violences conjugales tous les trois jours alors que près de la moitié d'entre elles avait déjà consulté au préalable pour violences conjugales.

Elles avaient fréquemment refusé de porter plainte ou de quitter le domicile conjugal.

Là aussi les raisons sont multiples : honte de voir son couple officiellement reconnu comme un échec, peur des représailles du mari, persistance de l'amour pour le conjoint, espérance dans le fait qu'il va s'amender, peur de détruire la famille, perte des revenus du couple si le conjoint violent en était la seule source...

Problématique

Devant certaines situations de dépendance et d'interdépendance au sein du couple, le médecin peut parfois se demander si telle victime est vraiment une adulte autonome et responsable et s'il ne serait pas nécessaire de signaler à la police des femmes qui refusent ce signalement. Pourtant, la réponse est clairement négative. Actuellement le droit français, la déontologie et le conseil de l'ordre ont clairement tranché en faveur du secret : le médecin confronté à cette situation ne peut que tenter d'être convaincant et de passer le temps nécessaire à essayer de la faire changer d'avis. Il doit aussi l'aider à bénéficier de toutes les aides sociales possibles.

Le débat éthique est intense et difficile, le devoir d'assistance essentiel mais consommateur de temps et d'énergie.

Maltraitance envers les personnes âgées

On estime aujourd'hui que 500 000 des 11 millions de français âgés de plus de 65 ans subiraient des maltraitances.

Elles associent les violences physiques et psychologiques mais aussi sexuelles (très minoritaires) et de façon plus spécifique les violences financières puisque l'écart de revenu se creuse, en faveur des premières, entre les personnes de + 65 ans et les plus jeunes.

Ce qui caractérise ces maltraitances envers les personnes âgées c'est la notion de négligence, délibérée ou involontaire et pouvant porter sur le défaut de soins (manque, souffrance) ou au contraire l'excès d'administration de médicaments (pour rendre la personne calme), défaut d'hygiène, défaut d'alimentation, d'apport hydrique, enfin l'indifférence psychologique avec isolement social complet…

Une autre spécificité de ces maltraitances est qu'un tiers d'entre elles se déroulent hors du domicile, en institution (maisons de retraite, de repos, hôpital…) et que les personnels médicaux et paramédicaux y concourent parfois.

Problématique

Le code pénal stipule que l'on peut signaler à la justice des violences envers une personne particulièrement vulnérable du fait de son âge mais sans donner de limite d'âge (contrairement aux mineurs ou cette limite se situe à moins de 18 ans).

Le problème éthique reste donc entier c'est au médecin d'apprécier si la personne a une capacité décisionnelle altérée pour des raisons psychiques ou neurologiques (démence, aphasie…).

Comme pour les femmes battues, le médecin doit s'efforcer de convaincre cette personne âgée grabataire qui refuse de dénoncer son agresseur, qui est souvent son enfant, d'accepter que des mesures soient prises. Patience et persuasion, sens du devoir, éthique sont, là aussi, les seules armes du médecin.

Sévices à enfants (mineurs de 15 et 18 ans)

Les sanctions encourues sont plus importantes lorsqu'elles s'exercent à l'encontre d'un mineur de moins de 15 ans (frapper un enfant de 14 ans est donc plus sévèrement sanctionné que frapper un enfant de 16 ans).

En revanche, les possibilités de signalement sans l'accord de la victime courent jusqu'à l'âge de 18 ans.

Les maltraitances se répartissent de façon équilibrée entre violences physiques, sexuelles et les négligences psychiques et physiques.

Problématique

Le premier devoir éthique du médecin est de garder les yeux ouverts, de ne pas refuser de voir : cette réalité qui est parfois tellement insupportable que certain médecin peuvent faire preuve d'une surprenante cécité.

Il faut également affronter la pénibilité de la procédure car ce signalement va déclencher des difficultés relationnelles majeures avec sentiment de suspicion entre les conjoints, peur du retrait du droit de garde des enfants...

L'attitude du médecin envers les auteurs des maltraitances (souvent les parents eux-mêmes) doit rester objective sans prendre partie. Tout en protégeant l'enfant ce qui est son premier devoir, il doit informer les patients de ce qui doit être fait.

Il s'agit d'une partie très difficile de l'activité médicale qui (comme dans toute la médecine de la violence) est mal prise en compte par le paiement à l'acte. Seule l'éthique médicale et personnelle garantit la qualité de l'investissement personnel en ce domaine.

Evaluation du préjudice des victimes : expertise

Les victimes peuvent être indemnisées par l'Etat dans le cadre d'expertises judiciaires pénales ou civiles ou par les compagnies d'assurance. Les compagnies d'assurance sont plutôt chargées d'indemniser les victimes d'accident de la voie publique mais également les victimes de fautes médicales. Quant à l'état, au travers de ses tribunaux, il peut être appelé à indemniser les victimes d'agression pénale (viols, violences volontaires...).

Le médecin qui réalise une expertise est confronté à plusieurs problèmes éthiques : doit-il être d'abord un praticien et accessoirement un expert ou plutôt un technicien de l'expertise. Où se situe son indépendance par rapport aux magistrats et aux assurances ? Dans son avis expertal jusqu'où doit-il aller dans la certitude ? La certitude de l'expert est très confortable pour celui qui lui a posé des questions (magistrats ou assureurs) mais elle peut parfois l'entraîner à commettre des erreurs. Le doute, lorsqu'il existe, doit être clairement exprimé.

L'expert doit résister à la tentation de toute puissance.

Reconnaître qu'on ne sait pas ou que ce l'on sait n'est vrai qu'à 80 % est une preuve de force morale.

En pratique, le premier devoir éthique de l'expert est d'être compétent tant ses conclusions peuvent avoir des conséquences majeures sur la liberté (ou privation de liberté) des mis en cause au pénal. L'impact financier de ses rapports est aussi considérable sur le mode de vie des victimes après le fait causal (agression, accident...).

Quant à l'indépendance, c'est d'abord une question d'état d'esprit et de morale personnelle. Cependant, en travaillant pour des sources multiples et en évitant de dépendre d'un seul organisme, qu'il soit d'Etat ou privé, l'expert se mettra dans les meilleures conditions pour éviter des conflits entre préoccupations éthiques et intérêts financiers.

VIOLENCES ET AUTEURS : RÔLE DES MÉDECINS

Nous aborderons le problème des personnes mises en garde à vue puis celles des personnes mises en détention.

Examen des personnes mises en garde à vue

Une personne qui a commis une infraction suffisamment grave pour justifier de l'intervention des forces de l'ordre peut être mise en garde à vue c'est-à-dire enfermée dans des geôles au commissariat de police ou dans des brigades de gendarmerie pour une durée comprise entre 24 heures et 4 jours en fonction du type d'infraction.

400 000 examens de ce type sont réalisés chaque année par des médecins sur ces personnes dont 60 % sont des toxicomanes (essentiellement aux médicaments et aux drogues de substitution).

Les problèmes éthiques sont multiples :

- *Les conditions d'examen* sont très différentes de celles auxquelles est habitué le médecin dans les hôpitaux ou dans les cabinets médicaux. Se pose alors la question d'accepter de travailler dans de telles conditions sachant que, pour que le système fonctionne, le médecin doit faire en sorte que ces personnes puissent être examinées. En effet, la surcharge de travail des forces de l'ordre et du système des urgences ne pourrait pas absorber l'hospitalisation de tous ces patients.

  Lorsqu'on examine une personne gardée à vue on doit lui fournir les soins médicaux mais l'on est néanmoins missionné par la justice et non choisi par la personne examinée. Il faut donc maintenir le délicat équilibre entre les impératifs de la justice qui sont de ne pas libérer cette personne et le droit qu'à tout être humain à bénéficier de soins de qualité.
- *Le secret médical* est également maltraité dans ces conditions où les médicaments sont prescrits par les médecins mais distribués par le policier ou le gendarme qui surveille le gardé à vue, le médecin ne pouvant venir trois fois par jour pour distribuer les médicaments. Par ailleurs, le certificat remis au policier doit être suffisamment détaillé pour donner les indications sur l'examen clinique, les traces de violences et prouver que le médecin a rempli son obligation de moyen en examinant le patient de façon consciencieuse.

  Le médecin dans ces circonstances fait souvent face à des demandes de médicaments qui sont excessives, inappropriées. Il doit donc soigner le patient sans accepter de le shooter tout en rendant néanmoins son séjour supportable.

  Se pose de ce fait la question de l'impact sur l'enquête, et particulièrement sur les aveux, de l'administration des médicaments psychotropes demandés par la personne en garde à vue : un défaut de médicaments, un état de manque peuvent l'inciter à parler et à avouer n'importe quoi, à l'inverse un excès de benzodiazépines peut rendre une personne influençable en atténuant sa volonté et ses capacités décisionnelles.

Médecine en milieu pénitentiaire

Il y a aux alentours de 64 000 détenus pour environ 50 000 places ce qui déjà pose un problème éthique pour les médecins qui y travaillent, la durée moyenne de détention est comprise entre 8 et 9 mois.

Les principaux motifs de mise en détention sont les viols et agressions sexuelles suivies des vols et des coups et blessures volontaires, les personnes reconnues coupables d'homicides représentant 10 % des personnes détenues.

Un premier problème éthique se pose aux experts psychiatres qui sont appelés à se prononcer sur l'état psychique au moment où l'acte a été commis : s'agit-il d'un malade ou d'un délinquant, peut-on être totalement dans un état normal lorsque l'on tue une personne ? L'expert doit donc rester strictement dans son rôle technique pour éviter d'aller vers une situation aberrante dans laquelle on jugerait les malades mentaux les plus graves ou à l'inverse tout délinquant serait déclaré irresponsable pour des raisons psychiques. Il s'agit d'une zone étroite et d'un équilibre délicat.

L'examen des patients en détention pose des problèmes comparables à ceux de la garde à vue à savoir que ce sont des patients comme les autres mais qui n'ont pas choisi le médecin qui les soigne puisque celui-ci, bien qu'appartenant à un service hospitalier, doit être accrédité par l'administration pénitentiaire à laquelle il rend ce service médical.

Là aussi il faut que le médecin trouve un équilibre entre l'intérêt du patient qui doit être soigné comme toute autre personne et l'intérêt de la sécurité qui rend parfois difficile les consultations extérieures à la prison (entre autres).

En milieu pénitentiaire où tout se sait, c'est donc au médecin d'être particulièrement vigilant pour que le secret dû au patient soit totalement respecté. Ceci est indispensable à la confiance que lui portera son patient et donc à l'efficacité de la prise en charge thérapeutique.

L'exercice en milieu pénitentiaire est aussi caractérisé par l'instrumentalisation du médecin : les prescriptions de psychotropes ou autres médicaments peuvent donner lieu à des échanges entre détenus. En plus de ces avantages secondaires, le détenu peut souhaiter que le médecin participe de façon excessive à sa lutte contre l'anxiété d'être en détention.

Par ailleurs, des expertises sont effectuées dans le cadre de la sortie pour raison médicale, en cas de maladie mortelle ou d'état de santé incompatible avec la détention. Là encore, existe toujours le risque de simulation des symptômes et d'instrumentalisation du médecin.

Le post pénal est la période qui caractérise le moment où les détenus sont sortis de prison mais n'ont pas encore été jugés ou se voient imposé des mesures de surveillance telles que les toxicomanes qui doivent faire la preuve qu'ils ne se droguent plus ou les délinquants sexuels qui devraient être suivis et contrôlés.

Là aussi le médecin qui a reçu cette mission judiciaire est confronté au problème éthique du secret médical dû à la personne alors qu'il doit informer le magistrat qui l'a missionné, en se limitant toutefois au strict cadre de sa mission.

De façon plus ou moins directe ce praticien qui doit rendre compte à la justice doit aussi participer à la prise en charge thérapeutique des délinquants sexuels.

Se pose aussi la question du degré d'exigence que l'on doit avoir pour admettre (sur quelles bases médicales scientifiques ?) que la guérison d'une toxicomanie ou d'un comportement sexuel anormal est acquise.

Enfin, va se poser la question de la limite des thérapeutiques : face à l'intolérance de plus en plus grande de la société face aux délinquants sexuels en particulier ceux qui ont agressé des mineurs, doit-on aller jusqu'à la castration ? doit-on utiliser des psychotropes majeurs qui modifient considérablement la personnalité du délinquant ?

LE MÉDECIN VICTIME DE VIOLENCES

Il s'agit d'un phénomène nouveau qui touche les médecins de ville mais également les hospitaliers.

Une enquête récente réalisée dans l'Hérault montre que deux tiers des généralistes de ce département ont été agressés ces 5 dernières années, 1 sur 8 ayant subi, durant cette période, au moins une fois des violences physiques. La majorité des agressions sont verbales avec menaces, insultes.

10 % seulement des médecins soumis à ces agressions portent plainte ce qui démontre leur peu de confiance dans le système pour ce qui est de réprimer les « incivilités ».

Ce qui est plus grave c'est que près de 90 % modifient leurs pratiques professionnelles l'adaptant à ce contexte défavorable avec arrêt des gardes, réduction des visites à domicile, évitement de certaines zones de la ville...

Le problème éthique posé est donc majeur : l'égalité de l'accès aux soins en fonction de zones géographiques et de ce fait de différences sociales, est clairement menacée par cet état de fait.

Peuvent donc se constituer des zones de non droit à la santé et le fait que le code pénal ait fait de l'agression envers un médecin en exercice une circonstance aggravante (sanctions plus importantes que si un simple citoyen est agressé) du délit de violences volontaires ne suffit pas à inverser cette tendance.

Le médecin doit donc faire preuve de courage et passer outre. Le fait de connaître la violence et de savoir la gérer peut l'aider dans cette décision. Les médecins plus expérimentés semblent d'ailleurs être moins sensibles à ces agressions que les plus jeunes.

EN CONCLUSION

Au XXIe siècle, médecine et violence sont plus que jamais étroitement intriquées.

La violence est indiscutablement une source d'activité médicale qui ne pose pas ou peu de problèmes techniques même si, dans certains cas, les médecins spécialisés comme les médecins légistes sont tout à fait indispensables.

Elle pose en revanche de nombreux problèmes juridiques et éthiques. En effet, elle oblige le médecin à sortir de son rôle strict de soignant faisant de lui un évaluateur et un coordonnateur médico-socio-judiciaire, ce à quoi il n'a pas été obligatoirement préparé.

Enfin, elle influe sur le mode d'activité médicale faisant qu'actuellement les médecins sont moins disponibles à certaines heures du jour et surtout de la nuit mais également dans certaines zones.

Il est donc nécessaire que les futurs médecins soient préparés à l'existence de la violence comme étant une partie significative de leur activité : ils doivent s'habituer à la prendre en charge aussi bien qu'à la gérer lorsqu'ils en sont victimes.

Référence :
E. BACCINO 2006. *Médecine de la violence : prise en charge des victimes et des agresseurs,* Abrégés Masson, Paris.

7 LA FIN DE VIE

Olivier JONQUET

Sous cet euphémisme, se cachent les circonstances qui accompagnent le passage de la vie à la mort, ce passage qui transforme le corps vivant en cadavre. Que cet événement signifie la fin de tout, pour les stoïciens : *après la mort, il n'y a rien et la mort elle-même n'est rien* (Sénèque : *les Troyennes*) ou bien un mystérieux prolongement : *la mort n'est point un mauvais secret. Elle est une continuation* (Victor Hugo, *Choses vues*) voire un acte de foi : *il y a la mort, mais il n'y a pas de morts, ils sont tous des vivants* (Jacques Maritain), il n'en reste pas moins que la mort reste *ce pays inconnu dont nul voyageur n'a regagné la frontière* (Shakespeare, *Hamlet*).

Autrefois, le domicile en était le théâtre, idéalisé par le poète : *un laboureur sentant sa mort prochaine fit venir ses enfants, leur parla...* (La Fontaine) ou le peintre *La Science et la Charité* (Picasso *Musée de Barcelone).* De nos jours, alors que plus de 70 % des personnes décèdent en institution (maison de retraite, hôpitaux, cliniques), qu'à plus de cinquante ans la majorité des Français n'a pas vu un cadavre, la mort, la violence sont présentes partout, banalisées, maquillées, dans les divers médias : télévision, cinéma... Familière, quotidienne elle reste, cependant, étrangère : *les hommes n'ayant pu guérir la mort, la misère, l'ignorance, ils se sont avisés, pour se rendre heureux, de n'y point penser* (Pascal, *Pensées B168*) ; ou subsiste une vague inquiétude que Woody Allen traduit à sa manière : *Tant que l'homme restera mortel, il ne sera jamais vraiment décontracté.*

Par-delà les interrogations d'ordre métaphysique propres à chacun s'y joint la peur de la douleur, de la souffrance morale liée aux conditions de cette mort. Enfin, il ne faut pas éluder l'interrogation lancinante de l'entourage sur les modalités de son déroulement et, parfois, la recherche d'une faute, d'une omission recherchée au sein de l'équipe médicale ou au sein même de la famille du mourant ou du défunt.

Au cours de cet exposé nous aborderons successivement :
- les définitions de la mort
- les circonstances
- la loi sur la fin de vie dite Loi Léonetti :
  . ce qu'elle est et ce qu'elle n'est pas,
  . remarques sur la loi.

DÉFINITIONS

Dictionnaire

Littré parle de la mort comme *fin de la vie. Cessation définitive de la vie* confirme le Larousse. *Cessation de la vie, considérée comme un phénomène inhérent à la condition humaine ou animale* reprend le Dictionnaire Culturel en Langue Française (Le Robert Ed). Une deuxième approche peut être donnée par sa personnification : la Mort et ses synonymes (la camarde, la parque, la faucheuse...). Une autre nuance est apportée par la référence aux circonstances qui accompagnent le processus de mort : *il est mort de sa belle mort, une mort violente, accidentelle.*

Médicale

Le diagnostic de mort est un diagnostic médical. Seuls les médecins inscrits à l'Ordre des Médecins sont habilités à signer un certificat de décès. Les critères de diagnostic sont cliniques : absence de pouls, de respiration, de mouvements spontanés ; puis surviennent les yeux vitreux, la froideur et la rigidité cadavériques.

Dans l'article R671-7-1 le Code de la santé publique (CSP) définit la mort ainsi : *Si la personne présente un arrêt cardiaque et respiratoire persistant, le constat de mort ne peut être établi que si les trois critères suivants sont simultanément présents :*
- absence totale de conscience et d'activité motrice spontanée ;
- abolition de tous les réflexes du tronc cérébral ;
- absence totale de ventilation spontanée.

Et dans l'article suivant du CSP, dans l'optique d'un prélèvement d'organes :
Si la personne, dont le décès est constaté cliniquement, est assistée par ventilation mécanique et conserve une fonction hémodynamique, l'absence de ventilation spontanée est vérifiée par une épreuve d'hypercapnie.
De plus, en complément des trois critères cliniques mentionnés à l'article R.671-7-1, il doit être recouru pour attester du caractère irréversible de la destruction encéphalique :
1° Soit à deux électroencéphalogrammes nuls et aréactifs effectués à un intervalle minimal de quatre heures, réalisés avec amplification maximale sur une durée d'enregistrement de trente minutes et dont le résultat doit être immédiatement consigné par le médecin qui en fait l'interprétation ;
2° Soit à une angiographie objectivant l'arrêt de la circulation encéphalique et dont le résultat doit être immédiatement consigné par le radiologue qui en fait l'interprétation.

Le premier article exprime la définition classique de la mort. Ces constatations nécessitent un certain temps avant d'être réunies au complet. D'autre part, avec les premières tentatives de greffes d'organes, il est apparu rapidement que si on prélevait les organes même précocement après le décès, ceux-ci étaient inutilisables, notamment le cœur et le foie sans parler des poumons. Les reins, en effet, sont moins sensibles à l'absence de perfusion et d'oxygénation et en tolèrent les effets sur quelques heures. D'autre part, les progrès de la réanimation au cours des années 50 et 60 ont permis de maintenir les patients sous ventilation mécanique avec un état hémodynamique correct sous contrôle de moyens de surveillance continue, sophistiqués permettant le dépistage rapide de toute anomalie et notamment le passage en mort cérébrale. Dès 1968, un an après la première greffe de cœur par Christian Barnard en Afrique du Sud, et toujours dans la visée de la transplantation, la mort cérébrale fut considérée comme critère de mort. Sans remettre en cause ce critère, on peut dire que *stricto sensu,* c'est, bien sûr, une définition acceptable de la mort mais c'est aussi une *décision* de mort fruit d'un consensus d'experts et ce, dans le but explicite de prélever des organes en vue d'une transplantation. On peut rappeler à cette occasion que la première greffe de cœur en France (1968), fut effectuée le lendemain de la parution du décret définissant la mort cérébrale, et par là les conditions légales de prélèvement d'organe.

LES CIRCONSTANCES

La mort brutale

Coup de tonnerre dans un ciel jusque-là serein, elle cueille la personne à l'improviste, en pleine santé apparente. C'est le cas des arrêts cardiaques brutaux conséquences de troubles du rythme à l'occasion d'un infarctus du myocarde, d'une hémorragie cérébrale, d'hémorragies interne par rupture d'anévrysme de l'aorte abdominale.

Parfois, il s'agit d'un patient ayant une affection chronique suivie et traitée, dont l'état s'aggrave rapidement de façon imprévue.

« Chronique d'une mort annoncée »

Certaines maladies génétiques sont responsables d'une diminution de l'espérance de vie. La connaissance de l'affection et de son pronostic, dès la naissance ou bien peu après, accompagne le patient et son entourage. C'est le cas par exemple de la mucoviscidose, des myopathies. Certes le pronostic s'est amélioré. L'espérance de vie a doublé dans ces affections mais au prix de traitements et de sujétions parfois lourdes et mal supportées.

Le diagnostic d'un cancer évolué obscurcit l'avenir et fait poser parfois le problème du sens de certaines thérapeutiques lourdes, onéreuses, avec un bénéfice hypothétique non seulement en termes de survie et de qualité de vie.

La réanimation ou la mort technicisée

La réanimation peut être définie comme l'ensemble des moyens humains et matériels destinés à prendre en charge chez une personne la défaillance que l'on espère transitoire d'un ou plusieurs organes.

Les situations rencontrées sont les suivantes
- accident aigu sur sujet sain et *restitutio ad integrum ;*
- accident aigu sur sujet sain ou affecté d'une maladie chronique et nécessité, au décours, d'une assistance respiratoire totale ou partielle voire d'une dialyse chronique ;

- accident aigu et évolution vers l'impasse thérapeutique dont l'issue est à plus ou moins long terme, le décès ;
- évolution terminale d'une maladie chronique : avec des demandes ambiguës « on sait qu'il (ou elle) va mourir », « faites tout ce qu'il faut, mais surtout qu'il (ou elle) ne souffre pas et... pas d'acharnement ! » ;
- adressé pour mourir en Réanimation par manque de personnel pour accompagner le patient à domicile ou dans une autre structure de soin.

C'est dans ces services où 25 à 30 % des patients admis décèdent que les problèmes liés à l'acharnement thérapeutique (requalifié en obstination déraisonnable), à la limitation voire l'arrêt de thérapeutiques actives se pose avec le plus d'acuité. Dans la réflexion se mêlent des considérations liées au sens du soin, au devenir du patient, à des considérations économiques, aussi, dans des unités où la prise en charge des patients est consomme des ressources. C'est dans ces services qu'a pu être estimé que plus de 50 % des décès étaient liés à des limitations ou à des arrêts de thérapeutiques actives. De ces travaux sont nées des recommandations éditées par la Société de Réanimation de Langue Française (SRLF) (www.srlf.org) relatives à la fin de vie en réanimation.

LA LOI LEONETTI DU 22 AVRIL 2004

La coexistence d'affaires médiatisées (Christine Malèbre, Vincent Humbert), de la loi du 4 mars 2002 consacrant la possibilité pour le patient de refuser « tout soin » ont conduit, de façon concomitante, le gouvernement et l'Assemblée Nationale à lancer des travaux qui ont abouti à une proposition de loi (émise par l'Assemblée Nationale) dite loi Léonetti du nom du Député, Président de la Commission Parlementaire. Après les allers et retours du texte entre l'Assemblée et le Sénat différentes, le texte définitif fut voté le 22 avril 2004.

Le problème était de faire coïncider le principe premier de la médecine qui est de préserver la vie tout en admettant le fait que la mort fait partie de la vie, de rejeter l'euthanasie, de respecter la volonté des patients, d'éviter l'obstination déraisonnable, le tout en autorisant sous conditions les limitations et arrêts des thérapeutiques actives. Il n'en reste pas moins que la décision reste médicale et qu'il faut distinguer les malades en fin de vie et ceux qui ne le sont pas.

Ce n'est pas une loi sur l'euthanasie, on accepte la mort, on ne la donne pas

Littéralement « euthanasie » veut dire « bonne mort » le préfixe grec εν « bon » et θαναθος « mort ».
Sous ce vocable unique, c'est en fait un mot-valise où chacun met ce qu'il veut. Cinq attitudes contribuent, en effet, à entretenir la confusion (2).

a) prescription d'antalgiques à doses élevées pour arriver à calmer les douleurs mais susceptibles d'accélérer le décès
b) la limitation et/ou abstention de thérapeutiques actives
c) l'arrêt de thérapeutiques actives (interruption de ventilation artificielle ou d'une épuration extra- rénale)
d) l'aide au suicide ou suicide assisté (suicide médicalement assisté)
e) injection de produit(s) mortel(s)

Le malade, de son côté :
a) est d'accord (volontaire)
b) ne sait pas ce qu'on lui fait (involontaire)
c) ne le veut pas (non volontaire)

Les trois premières attitudes partent du fait :
que l'affection en cause est à court terme fatale ou que les conditions de vie futures sont mauvaises que le rôle de la médecine n'est pas :
- de fixer l'heure de la mort,
- mais de prendre soin d'une vie qui s'en va,
- en d'autres termes de « renaturer » la situation mais en calmant la douleur, l'inconfort et/ou la souffrance,
- les deux dernières ont les mêmes attendus MAIS fixent l'échéance en acceptant de donner la mort de façon volontaire, délibérée, par l'injection d'un produit létal (potassium, cocktail lytique, curares).

Pour qu'il y ait euthanasie, il faut qu'il y ait une volonté directe et précise de donner la mort pour abréger les souffrances de quelqu'un frappé d'une maladie mortelle à plus ou moins longue échéance.

Il y a trois éléments :
1- volonté directe de donner la mort,
2- motif d'abréger les souffrances réelles ou supposées,

3- celui à qui on donne la mort est atteint d'une maladie mortelle à court terme, un handicap jugé insupportable soit par le malade, soit par l'entourage, soit par l'équipe soignante ou l'un(e) de ses membres.
On peut remarquer dans ce cas que la fin (le but) se confond avec le moyen et que l'acte est irréversible.

La Loi belge qui dépénalise l'euthanasie (22 mai 2002) la qualifie ainsi : « Acte pratiqué par un tiers qui met intentionnellement fin à la vie d'une personne à la demande de celle-ci ». Les Pays-Bas qui avaient eux aussi dépénalisé l'euthanasie (28 novembre 2000) n'avaient pas défini ce geste.

La loi du 4 mars 2002

Cette loi dite loi Kouchner inscrit dans la loi la garantie du respect de la volonté du malade de refuser tout soin. La loi Léonetti reprend cette notion et la développe avec le concept de directives anticipées que le patient aurait pu émettre au sujet des modalités de sa fin de vie. Elles sont valables trois ans et sont révocables à tout moment.

Consécration du principe du double effet

Un acte a 2 effets, l'un bon, voulu, l'autre, indirect, mauvais, non voulu, non obligatoire. L'exemple le plus utilisé est représenté par l'emploi de la morphine chez les sujets atteints de douleurs insupportables au cours d'affections cancéreuses évoluées. La morphine est l'antalgique le plus puissant mais à certaines posologies est susceptible d'entraîner une dépression respiratoire responsable de l'accélération du décès. On parle alors de double effet : l'effet antalgique de la morphine (voulu) peut entraîner le décès du patient par dépression des centres respiratoires (non voulu).

Cinq conditions sont requises pour que les conditions d'administration de l'antalgique soient éthiquement acceptables :
a) l'acte n'est pas mauvais en lui-même,
b) l'effet indirect mauvais n'est pas voulu, même s'il est prévu, envisagé, il n'est pas obligatoire,
c) l'effet indirect mauvais n'est pas lui-même le moyen d'atteindre l'effet bon,

d) le bienfait de l'effet bon est supérieur à l'effet mauvais,
e) aucun autre acte ne permet d'atteindre l'effet bon voulu.

Ce principe trouve d'autres applications en médecine notamment dans l'évaluation des rapports bénéfices/risques des traitements ou des investigations diagnostiques. Cependant, il faut être vigilant sur l'intention qui préside l'action : la morphine doit être donnée à doses antalgiques. Des protocoles existent pour évaluer la douleur et les effets des traitements. L'administration de doses de morphine au-delà des doses permettant de calmer la douleur du patient sera directement responsable de son décès. Un même geste techniquement identique peut donc avoir des significations éthiques différentes selon les intentions qui le guident.

Condamnation de l'obstination déraisonnable et licéité de la limitation et de l'arrêt des thérapeutiques actives

Il y a un juste milieu entre l'acharnement thérapeutique ou l'obstination déraisonnable et l'euthanasie. On pourrait développer cette notion en partant du fait qu'elles procèdent de la même attitude mentale de fond : lorsqu'on a mécanisé un soin, une prise en charge thérapeutique complexe sans regarder la personne qui en est l'objet **et** le sujet, il est évident que lorsque l'évolution du malade est défavorable on soit tenté, devant ce qui est considéré comme un échec, d'arrêter les soins et les traitements de façon rapide, instantanée et irréversible. D'autre part si la limitation ou l'arrêt des thérapeutiques actives, de même que le double effet étaient admis par la majeure partie des médecins, il y avait la possibilité de considérer, la limitation des thérapeutiques actives comme la non-assistance à personne en danger ; de même l'application du principe du double effet et de l'arrêt des thérapeutiques actives comme un homicide volontaire avec, pourquoi pas, des circonstances aggravantes : préméditation et exercé sur personnes dépendantes. La loi a suivi les recommandations de la SRLF et de la commission ministérielle sur l'importance de la transparence dans les prises de décision, l'information donnée au malade et à ses proches, leur collégialité, leur traçabilité avec inscription dans le dossier médical.

La limitation de thérapeutique(s) active(s) est définie par la non-instauration ou la non-optimisation d'une ou plusieurs thérapeutique(s) curative(s) ou de suppléance des défaillances d'organes, dont la conséquence peut être d'avancer le moment de la mort.

L'arrêt de thérapeutique(s) active(s) est défini par l'arrêt d'une ou plusieurs thérapeutique(s) curative(s) ou de suppléance des défaillances d'organes déjà instituées, dont la conséquence peut être d'avancer le moment de la mort.

Les soins palliatifs associent l'ensemble des mesures permettant de lutter contre l'inconfort, qu'il soit physique, émotionnel, spirituel ou social. Ce dernier aspect est capital. L'esprit du soin palliatif doit être en filigrane de toute action médicale. Le soin palliatif commence dès le premier contact avec le patient et l'entourage quel que soit l'avenir ; tout médecin doit vivre cette tension entre le soin aigu, technique qu'il doit prodiguer et le soin palliatif, qui est aussi d'une certaine manière, une technique obéissant à des principes fondés sur le respect des besoins de la personne, de son unicité, de son histoire. Les deux aspects de prise en charge sont intimement liés, ne se suivent pas dans le temps et ne s'excluent pas même si en fonction de l'évolution de la maladie l'une ou l'autre modalité semble dominer. Le soin palliatif n'est pas cantonné aux unités éponymes ou aux services de cancérologie ou traitant des malades atteints de SIDA, de maladie d'Alzheimer ou autre.

La loi s'applique sur les personnes en fin de vie

Elle ne s'applique pas aux malades dont l'état, pourtant grave, n'est pas assimilable à une fin de vie. Par exemple Vincent Humbert dont l'affaire a défrayé la chronique et a contribué à l'éclosion de cette loi, ne relevait pas des critères maintenant définis par loi. Son état était stable ; certes, en cas d'aggravation de son état à la suite d'un épisode infectieux ou respiratoire, une procédure de limitation des traitements aurait pu être, alors, engagée.

La personne de confiance

Elle est désignée par le malade comme pouvant prendre, en cas d'incapacité de sa part, toute décision relative à l'instauration d'explorations diagnostiques ou de procédures thérapeutiques. Ce n'est pas obligatoirement un membre de la famille. La personne de confiance est l'interlocuteur obligatoire de l'équipe médicale. Ce n'est pas sans soulever des problèmes pratiques dans la mise en œuvre de cette meure légale. Cependant, dans les décisions concernant la fin de vie, la décision reste médicale, la famille ou la personne de confiance est seulement informée.

REMARQUES

Cette loi sécurise certaines équipes.

Il y avait en effet une insécurité juridique théorique en face des problèmes soulevés par l'application des limitations et arrêts des thérapeutiques actives pourtant admis implicitement dans le code de déontologie médicale. Il en est de même du principe du double effet, classique cas d'école de la morale médiévale, appliqué en médecine avec l'approbation des autorités religieuses et morales depuis des lustres :

> « *Le devoir de prendre les soins nécessaires pour conserver la vie et la santé... n'oblige habituellement qu'à l'emploi des moyens ordinaires* ». Pie XII (1957).
>
> « *En toutes circonstances, le médecin doit s'efforcer de soulager les souffrances de son malade, l'assister moralement et éviter toute obstination déraisonnable dans les investigations ou la thérapeutique* » Code de déontologie Art 37 (1995).
>
> « *Le prolongement artificiel de l'existence des incurables et des mourants par l'utilisation de moyens médicaux hors de proportion avec l'état du malade fait peser une menace sur les droits fondamentaux...* ». Conseil de l'Europe (1999).

Mais on n'a pas à fixer des échéances : « *Il(le médecin) n'a pas le droit de provoquer délibérément la mort* » Art 38 du Code de Déontologie Médicale. Le respect de la vie est le respect de la personne, respect devant le mystère du vivant.

La loi est considérée par certains comme un prélude à la dépénalisation de l'euthanasie, alors qu'elle n'en parle même pas.

- Il est certain qu'il peut y avoir des ambiguïtés dans les intentions au cours des procédures de limitation ou d'arrêts. La collégialité bien conduite, le temps nécessaire à la discussion pris loyalement doivent en théorie limiter les écarts.
- Les directives anticipées n'ont peut-être pas la valeur médico-légale qu'y attachent les Anglo-Saxons mais elles sont inscrites dans la loi. On ne peut qu'être prudent au sujet de leur prise en compte. Elles sont prises en général lorsque le sujet est en relative bonne santé. L'expérience montre que, en situation aiguë, l'avis initial est très souvent reconsidéré. Pour reprendre La Fontaine *le plus semblable au mort meurt le plus à regret.*

- La loi ne fait pas la distinction entre les traitements et les soins. Les traitements (antibiotiques, vasopresseurs, ventilation mécanique, épuration extra-rénale) peuvent être arrêtés, les soins (toilette, tenue du corps, prise en charge de la douleur…) ne doivent pas l'être. La nutrition pose problème, pour certains c'est un traitement et on peut alors l'arrêter. Pour d'autres, c'est un soin contribuant, entre autre, à la trophicité de la peau, à la prévention des escarres sources de dégradations tissulaires majeures et douloureuses. Son interruption alors qu'elle est déjà en place, chez une personne qui n'est pas en fin de vie fait poser question sur les intentions qui président ce geste (cf. affaire Terry Schiavo). Par contre, il n'est pas raisonnable de forcer un patient à une nutrition artificielle alors qu'il la refuse et que sa mise en place nécessite des gestes invasifs et douloureux.
- Les modalités de mise en œuvre ne doivent pas être ambivalentes. On peut respecter la loi tout en ayant l'intention d'entraîner la mort ou d'accélérer le décès. C'est le cas lorsque certains pratiquent l'interruption de la ventilation artificielle sous sédation et curares. Cela équivaut en intention et en temps à une injection de chlorure de potassium, ou d'un cocktail lytique. Il est cependant certain qu'il y a des situations frontières où il est difficile de faire la part des choses. Il doit être clair dans l'esprit des équipes qu'on n'éteint pas une bougie qui s'éteint. Il faut savoir accepter quand on limite ou arrête des traitements, que la situation puisse ne durer que quelques minutes mais aussi plusieurs heures voire plusieurs jours au cours desquels, les soins de base sont prodigués, l'accompagnement des familles et du patient effectué.
- Il est trop tôt pour les évaluer mais les conséquences liés à la mise en place progressive de la Tarification A l'Activité (la T2A) doivent être envisagées. Il faut rester vigilant. Les décisions de limitations ou d'arrêts sont lourdes de sens et parfois longues à se dessiner. Certaines situations sont relativement claires, d'autres moins. Le temps est une dimension essentielle à prendre en compte vis-à-vis des malades, de leurs familles mais aussi des équipes de soins. Il ne faudrait pas que la contrainte financière obère la réflexion et les modalités de réalisation de ces procédures.
- Procédure : le maître mot est lancé. La mort est entrée dans un protocole, un rite de plus. La loi est respectée si la lettre de la procédure est respectée. Or, l'esprit de la loi est le rejet de l'euthanasie, et le respect de la volonté du patient. Ce n'est pas parce que la forme, la lettre de la loi est appliquée, que l'éthique, c'est-à-dire l'esprit qui préside cette loi est respectée. C'est la conscience de chacun, de l'équipe, qui gouverne l'intention conduisant à telle ou telle attitude Ce n'est pas la projection des angoisses des soignants ou des familles qui doit guider les prises de position.

Le moraliste est un amateur difficile. Il lui faut des combats et même des chutes. Une morale sans déchirements, sans périls, sans troubles, sans remords, sans nausées, cela n'a pas de saveur.
Le désagréable, le tourment, le labeur, le vent contraire, sont essentiels à la vie de cet art (...)
Rien n'est simple. Il y a cependant une certaine pente marquée par les instincts et les besoins...

Paul Valéry (*Tel Quel 1*)

REFERENCES

Revue Générale de Droit Médical - Les Etudes hospitalières, L'éthique et la mort, n° spécial 2004.

AUMONIER N., BEIGNIER B., LETELLIER P. 2006. *L'euthanasie.* Que sais-je ? n° 3595, Paris : PUF.

8 ETHIQUE ET PROTECTION SOCIALE - UN SYSTÈME DE SANTÉ PEUT-IL ÊTRE JUSTE ?

Laurent VISIER

ETHIQUE ET POLITIQUE

On pourra s'étonner de trouver dans cet ouvrage un chapitre sur la protection sociale. Lorsqu'il est question d'éthique médicale et de bioéthique, les questions collectives sont trop souvent oubliées et ou renvoyées à leur dimension économique et politique.

Il faut donc rappeler qu'éthique et politique sont étroitement liées : la philosophie morale, cette branche de la philosophie qui s'attache à la distinction du bien est du mal, n'est pas distincte de la philosophie politique. Depuis Aristote, les préoccupations éthiques individuelles s'articulent à des choix d'organisation, à la Cité et donc à des orientations collectives.

Si la politique, cet « art de choisir », consiste à organiser le collectif, alors un système politique est toujours une mise en forme de ce qui est considéré comme bien/mal et de ce qui est pensé comme juste/injuste. Un système politique de santé, un modèle de protection sociale n'échappent pas à ces règles et sont des choix d'organisation qui s'inscrivent dans une définition de la justice.

Est-il plus juste de soigner des milliers de personnes enrhumées ou quelques victimes de cancers ? Faut-il cotiser à la sécurité sociale proportionnellement selon son revenu ? Tout soin de santé doit-il être mutualisé ? Doit-on considérer que certaines conduites de consommation de soin sont des abus ? La collectivité doit-elle prendre en charge les soins d'un étranger en situation irrégulière ?

Ces questions triviales amenant des réponses *a priori* conjoncturelles doivent être pensées non seulement à partir de considérations factuelles mais en regard des systèmes de protection sociale qui s'élaborent dans les différents pays au cours du vingtième siècle et qui s'appuient sur différentes façons de définir la justice.

Quelles que soient leurs caractéristiques et leurs divergences, tous les modèles font référence à l'Etat providence (*Welfare State*). Ils définissent un mode de gestion collective des risques et notamment celui de la maladie. Par le fait qu'il est assuré, chaque individu contribue non seulement à son bien-être individuel mais également au bien être du groupe.

LA SANTÉ : UN BIEN SPÉCIFIQUE

Le point de départ de toutes les analyses de la distribution des biens de santé à l'intérieur d'une société, c'est que la santé n'est pas un bien tout à fait comme un autre.

Si la santé a bien un coût au sens économique du terme, ce qui signifie qu'elle est un bien rare soumis à répartition et donne lieu a des échanges (les économistes parlent ainsi de production et de consommation de soins et donc de santé), elle a cependant quelques spécificités : la santé est distribuée selon les individus de façon en partie aléatoire (tout le monde n'a pas les mêmes chances initiales face à la santé) et elle est considérée comme une nécessité pour le bon accomplissement de sa vie personnelle. Au sens de John Rawls, la santé est nécessaire à l'obtention des biens premiers, c'est-à-dire à l'exercice de sa liberté personnelle dans un monde démocratique.

En cela la santé peut être comparée à l'éducation. Pour être un homme libre dans une société moderne et développée, il faut pouvoir accéder à la santé et au savoir. Une société moderne se caractérise donc par une égalisation des chances dans ces deux domaines. On voit là que ces biens ne sont pas identiques à d'autres biens économiques : si on peut aisément justifier des inégalités dans la distribution des biens matériels (par exemple considérer comme juste un monde dans lequel tous les individus n'ont pas les mêmes revenus), on se satisfait moins facilement d'un monde dans lequel aucune action ne serait menée face aux inégalités en matière d'éducation et de santé.

On peut donc considérer aujourd'hui qu'une société développée, moderne, se caractérise non seulement par un niveau de vie (au sens de l'accès aux biens matériels mesuré par le PIB/habitant) mais par son savoir (mesuré par exemple par un taux d'alphabétisation) et son niveau de santé (espérance de vie, espérance de vie sans incapacité...).

C'est l'ensemble de ces trois critères que prend en compte l'Indice de Développement Humain (IDH, développé depuis 1990) calculé par le Programme des Nations Unies pour le Développement (PNUD) pour mesurer la richesse d'un pays qui ne soit pas seulement une richesse matérielle. On conçoit bien, à partir de cet indice, que la santé et plus encore la façon dont elle est distribuée aux membres d'une société constitue un bon indicateur du développement d'une société.

Pourtant, il n'en a pas toujours été ainsi. Pour que la santé soit considérée comme un facteur essentiel de développement, il a d'abord fallu que les Hommes soient en mesure de modifier la santé individuelle et plus encore le niveau de santé d'un groupe, d'une collectivité. Un regard historique nous montre que c'est depuis à peine un siècle que nous savons agir sur notre état de santé collectif à partir du développement des soins d'une part et de l'hygiène ou la prévention d'autre part. On ne s'étonnera donc pas que le développement de la protection sociale[1] soit l'affaire du vingtième siècle et qu'elle porte la trace des modes de pensée de cette époque.

Il a ensuite fallu que la protection contre le risque que constitue la maladie soit dégagée d'un versant individuel traité par la famille, la communauté villageoise ou la religion pour entrer dans le domaine de la corporation ou de la collectivité nationale. C'est en effet à l'échelon de la nation que vont s'établir depuis la fin du dix-neuvième siècle les grands modèles de pensée qui vont organiser la protection sociale jusqu'à aujourd'hui.

Les mécanismes de la charité fondés sur une asymétrie entre le donneur et le receveur vont ainsi être progressivement remplacés (même si la charité ne disparaît pas complètement) par des mécanismes d'assurance (la cotisation ouvre des droits) et/ou d'assistance (les besoins constatés donnent lieu à des droits) fondés sur la symétrie et l'égalité.

Pourtant, ce passage des solidarités traditionnelles à des modes nouveaux de solidarité va s'opérer différemment selon les pays et les cultures. Si dans tous les cas, les systèmes recourent à la notion d'égalité, celle-ci peut prendre un sens différent selon ce à quoi elle s'applique : en effet on peut égaliser les droits, les moyens ou les fins. Ce qui conduit à des systèmes de protection sociale distincts.

Trois grands modèles sont habituellement distingués pour caractériser les différentes manières de penser la justice dans les systèmes de protection sociale.

LE MODÈLE BISMARCKIEN (dit aussi corporatiste)

A la fin du XIXe siècle, le chancelier Bismarck se pose en précurseur en instaurant en Allemagne le premier système de protection sociale moderne. La loi sur l'Assurance maladie date de 1883 et sera suivie des lois pour l'assurance accidents du travail (1884) et invalidité/vieillesse (1889). C'est un système complet de protection sociale qui se met en place en quelques années, qui s'unifiera dans le Code des assurances sociales de 1911 et qui restera valide dans ses grandes lignes durant tout le vingtième siècle. Les historiens s'accordent sur le fait que la motivation de Bismarck n'est pas strictement sociale mais plutôt politique et qu'elle vise en créant le premier Etat social au monde à couper l'herbe sous le pied à une opposition socialiste qui se développe.

La loi de 1883 fonde un système assurantiel instaurant le caractère obligatoire des cotisations pour les catégories ouvrières les plus basses. Le système élaboré n'est pas un système universel mais concerne certaines catégories de salariés regroupées sur une base professionnelle ou d'entreprise. C'est l'emploi qui détermine l'accès aux prestations et les cotisations sont proportionnelles au salaire. Syndicats de salariés et organisations patronales se retrouvent pour gérer ensemble les caisses maladie Ce sont donc les organisations professionnelles qui sont au cœur du système de protection contre la maladie mais aussi plus largement pour les retraites et les accidents du travail. Le système n'est pas unifié et coexiste un grand nombre de caisses qui gèrent de façon autonome, sur des bases de cotisation différentes, les différentes professions et branches.

Ce système, qui se développe sur une base professionnelle, permet une mutualisation du risque sous la forme d'une solidarité horizontale.

La solidarité horizontale (dite également solidarité faible) réunit des cotisants qui courent potentiellement un risque équivalent alors que dans la solidarité verticale (ou solidarité forte), plus exigeante, les risques courus par chacun sont potentiellement différents. Dans ce dernier cas, on admet par exemple qu'un célibataire cotise autant qu'un chef de famille avec cinq enfants ou que celui qui est moins exposé à la maladie cotise « pour » celui qui est plus exposé.

Le modèle bismarckien va inspirer le modèle adopté par la France avec l'instauration de la sécurité sociale. Alors que la première moitié du siècle avait vu la naissance des premières assurances sociales initiées par la loi de 1898 portant sur les accidents du travail, le système restait fragile et hétérogène. C'est donc après la deuxième guerre mondiale que s'impose un système centralisé avec les ordonnances de 1945 et les lois de 1946 qui ne parviendront toutefois pas à imposer un caractère universel. Alors que le système est moins morcelé et les caisses moins nombreuses que dans le système allemand, l'unification du système progresse doucement dans les décennies suivantes (1947 : fonctionnaires ; 1961 : exploitants agricoles ; 1966 : non-salariés non-agricoles) sans pourtant aboutir totalement jusqu'à aujourd'hui.

Le modèle français de protection sociale – et donc de couverture du risque maladie – peut être qualifié de *bismarckien* dans la mesure où c'est le statut de travailleur et le secteur d'exercice de l'activité professionnelle qui déterminent l'affiliation à une caisse. Comme en Allemagne et dans quelques autres pays européens, la gestion du système s'effectue sous forme paritaire entre les représentants des employeurs et ceux des salariés. C'est cette caractéristique majeure qui conduit parfois à qualifier ce modèle de *corporatiste*. C'est-à-dire que c'est bien sûr la base des métiers, des corporations qu'il est édifié.

LE MODÈLE BEVERIDGIEN (ou social-démocrate)

Contrairement au modèle précédent, le modèle dit *beveridgien* est un modèle d'assistance et non pas d'assurance. Il doit son nom à Lord Beveridge, économiste et homme politique anglais. Dans le rapport de 1942 qui porte son nom, il s'appuie sur la théorie Keynesienne et la politique de Roosevelt et préconise une protection de la population contre les différents risques sociaux sans référence à l'activité professionnelle. Le système proposé est uniforme (pas de distinction liée à l'activité professionnelle ou au statut), il est universel (ne couvrant pas seulement les travailleurs mais l'ensemble des citoyens) et général (regroupant les différents types de risques).

C'est sur la base de ce rapport que sera créé au Royaume-Uni en 1946 le service national de santé (National Health Service, NHS) qui couvre le risque maladie de l'ensemble des résidents sur le sol britannique.

Contrairement au modèle bismarckien, il n'y a pas à proprement parler de cotisations sociales afférentes au type et au niveau de revenu puisque le système est très majoritairement financé par l'impôt. Les partenaires sociaux ne sont pas impliqués dans la gestion d'un système qui fait partie intégrante de l'Etat et qui est géré directement par le Ministère de la Santé.

Le système est gratuit pour les consommateurs et les médecins ne sont pas rétribués à l'acte mais sont fonctionnaires ou rémunérés selon le principe de la capitation, c'est-à-dire en fonction du nombre de patients et de leurs caractéristiques.

Le niveau de protection offert par un système centralisé comme celui-ci est dépendant des choix politiques effectués par la représentation politique. Le système peut être plus ou moins généreux en fonction des priorités de santé qui sont établies au niveau politique.

Les dépenses de santé n'occupent pas une place spécifique par rapport aux autres dépenses de l'Etat : elles font l'objet d'une politique, c'est-à-dire de choix qui conduisent à un équilibre entre le niveau d'investissement admissible (combien on dépense) et le niveau de santé publique que l'on souhaite atteindre (le résultat).

Les moyens investis dans la santé le sont donc en fonction des fins qui ont été préalablement définies.

Le modèle britannique, ainsi que les modèles de protection des pays du nord de l'Europe qui lui sont apparentés, accordent une large place à la notion de santé publique et au calcul des indicateurs de santé de la population. En effet, pour pouvoir faire des choix éclairés sur les investissements à réaliser, il faut pouvoir mesurer les résultats obtenus en matière de santé et comparer les effets de chaque investissement potentiel en matière de santé (calcul du « coût » de la vie humaine...). Le modèle de protection sociale est donc lié à la forte tradition de santé publique et d'épidémiologie qui existe dans ces pays.

LE MODÈLE LIBÉRAL (OU RÉSIDUEL)

Celui que l'on nomme fréquemment le modèle américain parce qu'il est effectivement le mieux représenté par le cas des Etats-Unis s'appuie sur des principes fondamentalement différents des deux variantes du « système social européen » exposées ci-dessus.

Alors que les modèles beveridgien et bismarckien déclinent deux options d'un Etat providence fort, le système libéral est fondé sur un Etat providence minimal : ne doivent être inclus en son sein que les risques qui ne peuvent être couverts par le marché (d'où la qualification de *résiduel*). Même si, contrairement à ce qui est parfois affirmé sous une forme volontiers polémique, le système de couverture santé aux Etats-Unis n'est pas entièrement organisé selon les lois du marché, ce dernier en reste cependant la référence centrale.

Contrairement aux modèles européens (bismarckien et beveridgien) qui sont conçus pour pallier la maladie considérée comme une injustice, le modèle américain se fonde sur l'idée que cette inégalité liée à la maladie ne peut être considérée comme injuste dans la mesure où elle n'a pas de responsabilité humaine et sociale. La maladie produit donc une inégalité qu'on pourrait qualifier de naturelle, ou simplement liée au hasard. De ce fait, cette inégalité naturelle n'a pas à être compensée par une action spécifique de l'Etat qui voit dans la santé un bien ordinaire.

C'est donc individuellement que chacun est amené à se protéger contre le risque santé en souscrivant une assurance. Le marché est considéré comme le meilleur garant du bien collectif puisque chaque individu, en agissant selon son intérêt bien compris, participe à l'optimisation de l'intérêt général.

Dans ce système, l'égalité est d'abord une égalité formelle des droits. Chacun doit pouvoir choisir les modalités qu'il juge les plus adaptées pour protéger sa santé. Pourtant les risques de santé des plus pauvres et des plus fragiles ne parviennent pas à être couverts par un système dans lequel le marché est le moteur principal. A côté de l'assurance individuelle, d'ailleurs le plus souvent choisie par les grandes entreprises plus que par les individus eux-mêmes, est élaboré un système d'assistance qui gère les soins pour les plus démunis.

Deux grands programmes ont été instaurés en 1965 :

- Le système *Medicaid* est un système d'assistance financé par l'impôt au niveau fédéral et de chaque Etat et couvre les personnes âgées et les personnes victimes de handicaps lourds. Il apporte des couvertures très variables d'un Etat à un autre.

- Le programme *Medicare* est plus proche d'un système de sécurité sociale. Il est destiné aux personnes les plus pauvres est financé par un système décentralisé d'assurances.

Ces deux programmes couvrent un tiers des dépenses de santé aux Etats-Unis et plus de quarante millions d'Américains chacun. D'autres programmes de santé sont mis en place par certains Etats pour des catégories spécifiques et notamment pour les enfants.

Aujourd'hui la question des « travailleurs pauvres » (trop pauvres pour souscrire une assurance privée mais pas assez pour bénéficier de *Medicaid*) est au cœur des débats politiques américains.

Le système libéral est donc constitué par la juxtaposition de multiples types de couverture santé. Le fait que la dépense publique de santé avoisine aujourd'hui aux Etats-Unis la moitié des dépenses totales de santé montre que le système n'est pas un pur marché. Aucun pays développé ne peut d'ailleurs fonctionner sur un tel mode car on a vu que la maladie constituait en elle-même une entrave à la liberté. Le modèle résiduel se caractérise donc par un système à multiples vitesses dans lequel le marché joue un rôle d'autant plus important que l'on est en haut de l'échelle des revenus.

EVOLUTION DES MODÈLES : MIXITÉ DES RÉFÉRENCES

Aucun modèle de couverture santé n'est aujourd'hui tout à fait équivalent à sa version originelle ni absolument conforme aux principes de justice qui avaient présidé à sa fondation. Sous l'effet du ralentissement de la croissance économique après les trente glorieuses (diminution des recettes), d'une espérance de vie toujours plus importante, de la baisse de la fécondité et d'un progrès technique et médical toujours plus coûteux (augmentation des dépenses), tous les systèmes vont être amenés à se réformer. Comparaisons internationales aidant, chaque modèle va puiser dans chacun des deux autres les ressources de sa propre évolution.

Ainsi le modèle bismarckien, dans sa version française, rompt-il progressivement avec une définition professionnelle de ses assurés pour tendre vers l'universalité sans pour autant régler la question de l'hétérogénéité (différents régimes d'Assurance maladie) : sont progressivement incorporées des catégories de population qui ne cotisent pas : chômeurs, détenus, allocataires du RMI. Plus encore, est instaurée à compter du 1er janvier 2000 la CMU (couverture maladie universelle à destination de ceux qui ne sont pas couverts par la Sécurité Sociale) qui se réfère plus à un système beveridgien d'assistance qu'à un système bismarckien d'assurance.

Du côté du financement, le système qui était fondé sur les besoins (bismarckien) tout en conservant le paiement à l'acte (libéral) intègre ou tente d'intégrer un pilotage par les résultats et les priorités (beveridgien) par des mesures telles que les RMO (références médicales opposables), l'ONDAM (Objectif National des Dépenses de l'Assurance Maladie voté chaque année par le parlement depuis 1996), le mécanisme de l'enveloppe globale, le numerus clausus des médecins, les limitations à la liberté d'installation ou le parcours de soins coordonné. Enfin la part du financement par l'impôt augmente progressivement par l'intermédiaire de la CSG (Contribution sociale généralisée).

Pourtant, face à la tendance inflationniste inhérente à un modèle fondé sur les besoins individuels, le modèle français puise également au modèle libéral en instaurant des mécanismes qui, pour responsabiliser les patients et les professionnels, introduisent une part plus importante liée au marché : ticket modérateur (part des dépenses de soin non remboursée par la Sécurité Sociale), franchise médicale, mise en concurrence des établissements...

Le modèle britannique opère depuis 1991 sous les gouvernements de Mme Thatcher un virage libéral. La mise en concurrence et la responsabilisation économique des différents acteurs sont les maîtres mots de réformes qui ne suffiront pas à remettre à flot un NHS largement sous-financé. Les années Blair verront la continuation par d'autres moyens de réformes d'origine libérale sans toutefois remettre en cause le caractère unifié et étatique du modèle et en augmentant sensiblement la dépense publique consacrée aux dépenses de santé. De même les pays du nord de l'Europe conservent-ils un système fondé sur l'accès universel aux soins, le financement par l'impôt et un secteur public dominant mais importent des méthodes de management issues du privé et renforcent la décentralisation territoriale et financière.

Quant au système libéral, il puise à la fois à des références corporatistes et à un système d'assistance universel pour tenter de pallier ses deux principaux handicaps structurels que sont un coût exorbitant et une faible efficience (les dépenses de santé par rapport à la richesse nationale sont beaucoup plus importantes aux Etats-Unis que dans n'importe quel autre pays pour des indicateurs globaux de santé médiocres) et la difficulté à couvrir décemment une partie de la population (ceux qui ne relèvent ni du régime libéral ni des grands programmes d'assistance ou d'assurance).

On constate ainsi qu'un modèle fondé sur le principe de la liberté individuelle et l'égalité formelle des droits est de fait de plus en plus organisé sur un mode corporatiste. Seuls une minorité d'Américains, affiliés à une assurance privée avec un taux de cotisation élevé, peuvent effectivement choisir individuellement leur médecin et leur hôpital. Pour une grande part des salariés bien couverts par l'intermédiaire de leur entreprise, le choix est en fait beaucoup plus limité dans le cadre des MCO (Managed Care Organization) qui organisent en réseau de soins des professionnels de santé et des hôpitaux dans lequel l'assuré devra se faire soigner selon les critères validés par son MCO. Chaque réseau institue ses propres règles et ses propres références.

D'autre part la prise en compte du nombre important de résidents américains dépourvus de toute couverture santé (Plus de 40 millions de personnes, représentant 16 % de la population) a conduit récemment quelques Etats comme la Californie ou le Massachussets à développer un système plus universel avec la promulgation de lois instaurant une couverture obligatoire pour l'ensemble de la population.

UN SYSTÈME DE PROTECTION JUSTE ?

Chacun des modèles de protection contre le risque que constitue la maladie est fondé sur des principes de justice : égalisation des moyens en fonction des besoins individuels (bismarckien) ; maximisation des résultats de santé pour la collectivité (beveridgien) ; liberté et égalisation des droits individuels (libéral).

Considéré isolément, chacun de ces principes constitue une référence valorisée positivement par tout un chacun. Il est difficile d'être contre la liberté et l'égalité des droits en santé mais il paraît tout aussi justifié de faire en sorte qu'une société obtienne les meilleurs indicateurs de santé possible. Enfin, qui s'insurgerait contre le fait que chacun soit soigné selon les besoins nécessités par son état de santé ?

On a vu qu'aujourd'hui, aucune société ne fonctionne plus selon un seul de ces trois grands principes qui restent pourtant déterminants au cœur de chaque modèle. En effet, Chaque principe de justice valorisé contient en lui-même ses propres errements.

Ainsi le système libéral est particulièrement exposé à la question des inégalités sociales d'une part et à celle d'une efficience collective faible : le niveau d'investissement toujours plus important ne se traduit pas en bons indicateurs de santé à l'échelle de la société.

Le système bismarckien fondé sur les besoins individuels est confronté à une spirale inflationniste liée au fait que les besoins de santé ne sont pas finis. Producteurs et consommateurs de soins tendent à rendre toujours plus extensive cette notion.

Le système beveridgien enfin contient par son principe fondateur les effets « sacrificiels »[2] de tout utilitarisme ainsi que des risques de bureaucratie. En maximisant le bien collectif, on laisse nécessairement de côté des situations individuelles qui peuvent être difficiles (comme on a pu le voir dans des hôpitaux anglais avec de très longs délais d'attente pour des interventions chirurgicales jugées non urgentes).

Face à la diversité des modes d'organisation des systèmes de santé, l'Organisation Mondiale de la Santé a tenté en 2000 d'établir un système d'évaluation qui ne mesure pas seulement les performances de chaque système mais qui soit également fondé sur des considérations de justice. Ont ainsi été établis cinq indicateurs :
- le niveau de santé général de la population ;
- les inégalités (ou disparités) de santé dans la population ;
- le degré général de réactivité du système de santé (satisfaction des malades conjuguée au bon fonctionnement du système) ;
- la distribution de la réactivité dans la population (satisfaction des personnes de niveaux économiques divers vis-à-vis des services fournis par le système de santé) ;
- la répartition de la charge du financement du système de santé au sein de la population (qui assume les coûts ?).

L'intérêt d'un tel système de mesure n'est pas tant le résultat qu'il produit en terme de classement[3] que la définition de critères et notamment l'importance accordée d'une part aux inégalités de santé (un système ne peut pas être considéré comme juste si les inégalités de santé entre les différentes parties de la population sont fortes) et d'autre part à la satisfaction des personnes concernées.

Ce dernier point nous servira de conclusion. En effet, dans un monde démocratique les questions éthiques en santé sont d'abord des questions d'information et de choix. Un système de santé ne peut être considéré comme juste que si les choix qui prévalent à son édification sont rendus publics et débattus.

Les théories générales de la justice accordent ainsi une place centrale à cette question des choix individuels et collectifs, liée à notre démocratie : un système n'est pas juste en lui-même, il est juste parce que nous l'avons choisi en connaissance de cause, éclairés sur ses enjeux, son histoire, ses principes et ses évolutions.

Comme toujours en éthique, ce n'est pas seulement la décision finale qui importe mais également la réflexion, le débat, qui ont mené à celle-ci.

---

[1] Il est question ici uniquement de la protection contre la maladie. Le terme « protection sociale » a une acception plus large et concerne traditionnellement plusieurs types de « risques » (outre la maladie, la vieillesse avec la politique des retraites, chômage, famille, accidents)

[2] On parle habituellement d'effets sacrificiels à propos de l'utilitarisme pour signifier que le bonheur du plus grand nombre peut se faire au prix du sacrifice de quelques uns. La critique classique de l'utilitarisme oppose ainsi l'exemple d'une organisation sociale dans laquelle la grande majorité des gens seraient très heureux et quelques uns réduits en esclavage. D'un point de vue utilitariste, cette société pourrait en effet être considérée comme juste...

[3] Le fait que la France soit classée première a un peu occulté la réflexion sur la mesure elle-même et sur les indicateurs.

louisjean
IMPRIMEUR
59, Av. Émile Didier
05003 Gap Cedex
Tél. 04 92 53 17 00
Dépôt légal : 268
Avril 2008
Imprimé en France

IMPRIM'VERT
Votre imprimeur agit pour l'environnement